Emagrecer
CERTO

Yamily Benigni

Emagrecer CERTO

RECEITAS SAUDÁVEIS PARA
PERDER PESO SEM PERDER O PRAZER

**FOTOGRAFIA
LEILIANE VALADARES**

Academia

Copyright © Yamily Benigni, 2021
Copyright © Editora Planeta do Brasil, 2021
Todos os direitos reservados.

PREPARAÇÃO: Fernanda França
REVISÃO: Nine Editorial
PROJETO GRÁFICO E CAPA: Nine Editorial
IMAGENS DE CAPA E DE MIOLO: Leiliane Valadares

DADOS INTERNACIONAIS DE CATALOGAÇÃO NA PUBLICAÇÃO (CIP)
ANGÉLICA ILACQUA CRB-8/7057

Benigni, Yamily
   Emagrecer certo / Yamily Benigni. – São Paulo: Planeta, 2021.
   216 p. il. color

ISBN 978-65-5535-403-4

1. Saúde 2. Bem-estar 3. Alimentação – Saúde 4. Emagrecimento I. Título

21-1908   CDD 613

Índices para catálogo sistemático:
1. Saúde e bem-estar

2021 Todos os direitos desta edição reservados à
EDITORA PLANETA DO BRASIL LTDA.
Rua Bela Cintra 986, 4º andar – Consolação
São Paulo – SP CEP 01415-002
www.planetadelivros.com.br
faleconosco@editoraplaneta.com.br

Sumário

INTRODUÇÃO 13
POR ONDE COMEÇAR? 16
COMO TER UMA BOA ALIMENTAÇÃO E EMAGRECER 23
CARDÁPIO PARA 14 DIAS 29
COMO USAR ESTE LIVRO 35

Receitas básicas para economizar

RICOTA FRESCA E COTTAGE CASEIRO 40
IOGURTE NATURAL E SKYR PROTEICO 42
CALDO DE LEGUMES 44
MOLHO DE TOMATE SEM AÇÚCAR 46
LEITES VEGETAIS 48
FERMENTO PARA BOLO 50

Café da manhã que satisfaz

AVEIA ASSADA COM PERA 54
PÃO DE SEMENTES FUNCIONAL 56
FAROFA DOCE 58
PANQUECA FUNCIONAL 60
MEXIDINHO DE TOFU 62
TORRADA COM AVOCADO E COGUMELOS SALTEADOS 64
PANQUECA DE COCO FÁCIL 66
CAFÉ DA MANHÃ PODEROSO 68
AÇAÍ ENERGÉTICO NA TIGELA 70
MUESLI DE AVEIA EM 3 SABORES 72
PÃOZINHO DE AVEIA NA FRIGIDEIRA 74
GRANOLA PRÁTICA CASEIRA 76

Saladas e Sopas leves

LEGUMES À PROVENÇAL 80
SALADA DE BRÓCOLIS 82
VINAGRETE DE MANGA 84
TABULE DE COUVE-FLOR 86
ROLINHOS DE BERINJELA COM COGUMELOS 88
SOPA VERDE EMAGRECEDORA 90
VAGEM COM MISSÔ E GENGIBRE 92
CARPACCIO DE BETERRABA E PALMITO 94
SALADA DE FEIJÃO-FRADINHO 96
SALADA MEDITERRÂNEA COM GRÃO-DE-BICO 98
SOPA DE CENOURA COM GENGIBRE 100
BATATA-DOCE ASSADA COM SALSA VERDE 102
MOLHOS PARA SALADAS 104

Almoço e Jantar

CAFTAS COM MOLHO DE IOGURTE	108
PEITO DE FRANGO RECHEADO COM ALHO-PORÓ	110
ESPETINHO DE QUEIJO COALHO	112
OVOS RANCHEIROS	114
TACOS LOW-CARB	116
PIZZA VAPT-VUPT	118
BOLINHO DE ABOBRINHA FÁCIL	120
FRANGO PIRI-PIRI COM PURÊ DE BATATA-DOCE	122
ALMÔNDEGAS RECHEADAS AO MOLHO DE TOMATE	124
PIMENTÃO RECHEADO	126
RECHEIO DE QUINOA	126
RECHEIO DE FRANGO	126
PEIXE COM CROSTA DE CASTANHAS	128
BURGUER DE LENTILHAS	130
OMELETE DE FORNO COM LEGUMES	132
QUICHE RÚSTICA	134
FEIJOADA VEGETARIANA E COUVE REFOGADA	136
NHOQUE DE ABÓBORA SEM GLÚTEN	138
PESTO GENOVÊS	140
STIR-FRY DE VEGETAIS	142
ESCONDIDINHO DE ABÓBORA COM LEGUMES	144
LASANHA DE FRANGO COM ABOBRINHA	146
SANDUÍCHE DE FRANGO	148
WRAP VEGETARIANO	150
FALÁFEL PRÁTICO	152

Lanches e snacks saudáveis

BARRINHA DE AVEIA (SEM COZINHAR) 156
FLAPJACK 158
COOKIES DE CASTANHA-DO-PARÁ 160
TORTA DE PALMITO SEM GLÚTEN 162
BOLO DE CENOURA COM AVEIA 164
BOLO DE BANANA INVERTIDO COM ESPECIARIAS 166
BOLO INTEGRAL DE MAÇÃ 168
SEQUILHOS DE COCO 170
COOKIES DE AVEIA E CACAU 172
PARFAIT PERFEITO 174
MUFFIN INTEGRAL COM RECHEIO DE AMENDOIM 176
BROWNIE LOW-CARB 178

Doces e bebidas

CRÈME BRÛLÉE LIGHT 182
BANANA CARAMELADA COM CASTANHA-DO-PARÁ 184
BEIJINHO DE DAMASCO COM LIMÃO 186
CAJUTELLA 188
BRIGADEIRO DE CASTANHA-DE-CAJU 190
FROYO COM COULIS DE FRAMBOESA 192
SALADA DE FRUTAS REFRESCANTE 194
GRANITA DE MELÃO COM GENGIBRE 196
TORTINHA DE LIMÃO 198
LIMONADA DE HIBISCO 200
SUCHÁ TROPICAL PARA DESINCHAR 202
SHAKES SAUDÁVEIS 204
TÔNICOS NATURAIS 206
INFUSÃO ANTIESTRESSE 208
BEBIDINHA ANTI-INFLAMATÓRIA 210

INTRODUÇÃO

Desde criança eu sempre fui magrinha, nunca liguei muito para o meu peso nem para a minha alimentação, afinal eu só chegava em casa para estudar e tudo já estava pronto para comer. Comecei a trabalhar com 17 anos quando ainda estava na escola, e logo após que terminei o ano acadêmico a minha vida profissional se tornou integral.

No ano seguinte iniciei a faculdade. Eu saía sem tomar café da manhã, trabalhava o dia inteiro e à noite ia para a faculdade. Eu comia o que estava ao meu alcance e nem sempre era algo saudável. Fiquei anos me alimentando com comidas rápidas, calóricas e muitas vezes pobres em nutrientes, as famosas *fast-food*. Virei cliente fiel da "tortelaria" próxima ao trabalho e sempre passava por lá antes de ir estudar. Durante anos ignorei a necessidade de uma educação alimentar.

Depois que casei, eu e meu marido resolvemos nos mudar para a Inglaterra. A correria do dia a dia continuou pesada, já que tive que arrumar três empregos para ajudar nos custos da casa, e com isso cheguei a 97 kg e meu marido a 110 kg. Até que um dia, a mãe de um amigo nosso falou sem piedade que precisávamos emagrecer pela saúde. Na hora fiquei chateada, afinal ela estava sendo muito atrevida em dizer na cara dura que eu estava gorda. Me revoltei, fui para casa e chorei.

Nos dias seguintes, ao me olhar no espelho, percebi que aquela senhora estava certa, porque emagrecer não era mais uma opção de estética, porém havia se tornado uma questão de saúde. Resolvi pesquisar e optei pela reeducação alimentar, afinal, eu já era "dieteira" compulsiva, já tinha tentado quase todas as dietas da moda.

Depois que iniciei minha mudança alimentar, fui reaprendendo o modo correto de comer e apreciar o alimento, e me alimentar se tornou uma questão de afeto comigo mesma e com meu marido. Comer para nos sentirmos bem e saudáveis foi o que começamos a praticar. E sabe quem abriu nossos olhos? Justamente aquela senhora com quem eu havia ficado superchateada foi quem salvou a nossa vida, pois eliminamos juntos 50 kg sem sofrimento.

Foi a partir daí que surgiu o blog e o canal *Emagrecer Certo,* no qual eu compartilho minhas dicas e receitas com quem passa pela mesma situação. O foco do blog é promover o bem-estar e incentivar uma vida saudável. E o melhor lugar para começar essa mudança é a cozinha.

Eu também estudei Gastronomia e Nutrição no Reino Unido e isso ajudou a me conectar com uma infosfera nessa área que se destina a estimular as pessoas a comerem de forma saudável, economizarem com ingredientes, reduzirem o desperdício e desenvolverem pratos inusitados e gostosos.

Aqui no livro, eu separei minhas receitas favoritas do blog e compartilho muitas inéditas também. São receitas saudáveis e muitas inclusivas que chamamos de receitas funcionais, ou seja, sem glúten, sem lactose, com baixo índice glicêmico e vegetarianas para atender a todos, inclusive àqueles que possuem alguma intolerância alimentar. Todas as receitas estão marcadas com um ícone identificando seu benefício. E também há uma seção com receitas básicas para você fazer em casa e economizar.

Antes de você continuar, quero deixar algo bem transparente para a leitura deste livro, que foi criado com o objetivo de incentivar a reeducação alimentar, sem dietas restritivas e com muito sabor. Eu também apresento o meu modelo de prato ideal, que eu chamo de Prato Intuitivo do Emagrecer Certo. É um modelo simples que foi utilizado por mais de

30 mil pessoas em nosso grupo no Facebook, que com ele obtiveram resultados e aprenderam a comer melhor.

Este é um livro de receitas, e não tem a intenção de substituir as orientações de seu nutricionista ou de qualquer outro profissional de saúde. Recomendo que se você tiver dúvidas e precisar de algo mais elaborado, procure um profissional devidamente registrado na sua cidade para ajudá-lo.

Espero que este livro possa, de alguma forma, te incentivar a se reeducar e melhorar a sua qualidade de vida por meio da alimentação.

Um beijo,

Yamily

POR ONDE COMEÇAR?

Muitas vezes essa é a pergunta que vem em nossa mente quando pensamos em melhorar a alimentação. A vida frenética que levamos hoje nos faz recorrer a informações na internet que muitas vezes são contraditórias. Com isso não sabemos ao certo qual caminho seguir e tentamos sempre escolher o caminho mais fácil, que achamos ser aquela dieta da moda ou aquele remédio "miraculoso".

Para você começar com o pé direito, quero trazer uma solução prática e objetiva, sem muito blá-blá-blá, para ajudar você a ter um estilo de vida mais saudável a partir de uma educação alimentar. Quero que essa seja uma solução que possa praticar no dia a dia, para melhorar a sua alimentação e ter o peso que deseja.

Tudo o que apliquei na minha reeducação alimentar eu apresento aqui neste livro e, acredite, é mais simples do que você imagina. Agora você vai poder aplicar o tim-tim por tim-tim e fazer uma reeducação sem dietas, sem restrições e com muita leveza.

Eu gosto de pensar em mudanças como um projeto de vida que precisa seguir três passos: **planejar, organizar** e **agir**. Aqui neste livro já deixei preparadas duas dessas fases: **planejar**, com as dicas para iniciar a sua reeducação e **organizar**, com um modelo de cardápio e receitas. Tudo o que você precisa fazer é **agir** e começar a se reeducar.

Mesmo que você já tenha visto alguns dos ensinamentos apresentados a seguir, quero deixar claro que resolvi evidenciá-los neste livro por darem resultados e terem fundamentos científicos, mas lembre-se: você precisa aplicá-los.

São tantas dietas atualmente, que nem sabemos por onde começar, ficamos tão fissurados em emagrecer rápido que nos esquecemos de praticar a forma mais simples de eliminar peso. Talvez você já tenha ouvido falar em muito do que será apresentado aqui, mas tenha se esquecido de aplicar, e meu objetivo é relembrar que você já sabe emagrecer e tudo de que precisa é colocar em prática.

Prometo ser bem objetiva e logo vamos para a cozinha produzir receitas deliciosas e saudáveis.

VOCÊ PODE COMER DE TUDO, SIM!

Reeducação alimentar não é dieta, é um estilo de vida em que você não deve se privar de nada. Eu já tentei várias dietas que trouxeram resultados rápidos, mas nem um pouco duradouros, e me encontrei em um ciclo vicioso pelo qual eu ganhava tudo o que eliminava. Isso ocorria por causa das restrições excessivas que cada dieta oferecia; algumas pessoas se dão superbem, outras (como eu) não conseguem se adaptar.

A maioria das pessoas ganha peso por excederem o seu consumo de calorias, isso quer dizer, elas consomem mais energia do que realmente gastam, e com o tempo acumulam peso sem perceber.

Uma forma descomplicada de controlar o peso é por meio do déficit de calorias, que é você gastar mais energia do que ingerir. Quando o consumo de calorias é menor do que gastamos, nosso corpo fica com um saldo negativo. Dessa forma, o corpo mobiliza a gordura estocada para nos fornecer a energia necessária, estimulando a diminuição do peso.

Para entender o déficit calórico, primeiro saiba que todo organismo é único e precisa consumir uma quantidade de calorias para sobreviver. Essa quantidade é conhecida como taxa metabólica basal (TMB), a necessidade de energia (em calorias) que seu corpo precisa para realizar as atividades diárias mesmo em repouso, e isso muda conforme a altura, a idade, o gênero e a movimentação física de cada um.

Por exemplo, se uma mulher de 70 kg consome 2 mil calorias diárias para manter seu peso, e de repente ela decide reduzir a ingestão calórica para 1700 calorias e, ainda, incluir caminhada toda manhã, essa conduta a levará à perda de peso, pois vai gerar um saldo negativo que a gordura estocada vai suprir.

Esse déficit calórico pode ser alcançado também por meio da prática de exercícios físicos que ajudam no gasto energético necessário para ocorrer o emagrecimento.

Por isso, volto a dizer, você pode comer de tudo, sim, e ainda assim emagrecer, desde que não consuma mais calorias do que você realmente gasta.

Para reforçar o que quero dizer, a Universidade Duke, nos Estados Unidos, realizou um estudo que comprova o sucesso do déficit calórico, em um projeto conhecido pela sigla CALERIE.[1]

Esse estudo foi projetado para analisar os efeitos de redução calórica no corpo e durou por volta de dois anos. Todos os voluntários (com idades entre 21 e 50 anos) tiveram uma redução do seu peso em 10% com a prática da estratégia do déficit calórico; além disso, os voluntários apresentaram melhorias nas taxas de colesterol, na pressão arterial e também nos marcadores de risco de doenças cardiovasculares e da inflamação crônica.

Vale lembrar que antes de sair reduzindo a sua ingestão calórica, é importante que você saiba exatamente quanto é a sua taxa metabólica basal, ou seja, de quantas calorias o seu corpo precisa para funcionar. O ideal é que procure um nutricionista na sua cidade para que calcule isso para você. Existem também calculadoras on-line que ajudam a ter uma ideia.

Não é recomendado ingerir menos do que 1200 calorias por dia, pois dessa forma será difícil obter uma quantidade necessária de nutrientes para que seu corpo funcione de forma otimizada. Pouca ingestão calórica pode levar à perda de massa magra e a deficiências nutricionais, e não é isso que você quer, portanto, considere falar com um nutricionista.

---

1 https://calerie.duke.edu/

TENHA PELO MENOS TRÊS HORAS DE INTERVALO

Houve um momento em minha vida em que eu sentia vontade de comer de hora em hora ou de beliscar alguma coisinha o tempo todo; esse meu comportamento refletia toda vez que eu subia na balança, visto que eu ganhava peso em consequência de uma compulsão alimentar nunca diagnosticada.

Um dos grandes problemas de quem deseja emagrecer é justamente comer fora de hora, porque toda vez que comemos algo o alimento demanda uma resposta da insulina, que é um hormônio secretado pelo pâncreas e ajuda a controlar os níveis de açúcar no sangue.

Comer com frequência pode causar resistência a esse hormônio, a ponto que o organismo demande cada vez mais insulina para controlar esses picos de açúcar que ocorrem periodicamente. Isso pode possibilitar uma pré-diabetes ou margem ao aparecimento de outros problemas de saúde.

Assim, como podemos nos beneficiar usando essa estratégia de ter pelo menos três horas de intervalo entre uma refeição e outra?

Se você for uma pessoa que come de hora em hora, e decide se conter para não beliscar mais, o seu consumo de calorias vai reduzir e sua resposta à insulina também, já que você terá três horas de intervalo entre o consumo dos alimentos. Quando for comer, os alimentos escolhidos devem ser nutritivos e saciantes, assim, depois de um tempo, você vai perceber que só vai atrás de algo quando realmente sentir fome.

Algumas pessoas nomeiam essa estratégia de **comer de três em três horas**, mas eu prefiro chamá-la da estratégia de **intervalos de três horas**, pois se depois de três horas você não sentir fome, não faz muito sentido comer. Após três horas sem comer nada, é quando seus níveis de glicose no sangue começam a se normalizar e a partir daí você começa a sentir fome, e esse intervalo entre as refeições pode durar três, quatro ou cinco horas.

O ideal é você comer apenas quando tiver fome ou for recomendado pelo seu nutricionista. Isso é conhecido como comer intuitivamente, ou seja: você precisa escutar a sua fome biológica e, naquele momento, respeitar e honrar o seu apetite.

Entretanto, se essa não for a sua realidade e você já consegue ter intervalos longos em suas refeições, e mesmo assim você não consegue emagrecer, é importante observar a sua ingestão calórica ou consultar um endocrinologista para uma análise mais profunda.

BEBA ÁGUA

A água é essencial para o corpo funcionar muito bem. Ela melhora a elasticidade da pele, contribui para a saúde intestinal, é importante para diversas funções dos nossos órgãos vitais, para o metabolismo e auxilia na absorção e no transporte de nutrientes.

Manter uma boa hidratação é um passo importante na reeducação alimentar, porque evita que você confunda a sede com a fome, pois em alguns casos podemos achar que estamos com fome enquanto na verdade poderia ser apenas um sintoma de desidratação.

Um estudo na Universidade de Michigan[2] (Estados Unidos), com cerca de 10 mil adultos, apontou que 32,6% dos analisados tinham uma hidratação inadequada, e que isso estava relacionado com um índice de massa corporal mais elevado.

As recomendações de consumo podem variar para cada pessoa, sendo em média o sugerido de 2 a 2,5 litros de água por dia, o que equivale a tomar de 8 a 10 copos de 250 mL. Você pode se organizar deixando uma garrafinha com água na bolsa, mochila ou em sua mesa de trabalho para beber sempre que der vontade ou quando se lembrar, mesmo sem estar com sede. Você também pode configurar aplicativos ou o despertador de seu celular até ficar habituado a se hidratar.

Experimente adicionar sabor na água, como fatias de frutas e ervas frescas. Fatias de pepino, gengibre ou limão sempre foram meus favoritos e ajudam a melhorar a imunidade.

---

[2] https://pubmed.ncbi.nlm.nih.gov/27401419/

MOVIMENTE-SE

O próximo passo é movimentar-se mais. Inclua rotinas de exercícios diários, nem que seja uma atividade simples como jardinagem, subir uma escada ou caminhar um pouco. Os exercícios devem fazer parte da rotina de qualquer pessoa, pois movimentar-se oferece vários benefícios, como proteger-se de algumas doenças crônicas, prevenir o excesso de peso e gastar calorias.

Manter uma rotina de exercícios nem sempre é fácil, então escolha uma modalidade que seja boa para você e que possa ser praticada pelo menos três vezes na semana.

Existem exercícios de baixo, médio e de alto impacto, sendo que esses de alto impacto exigem mais pulos e um desempenho de alta intensidade. Mas, claro, independentemente da intensidade, qualquer exercício contribui para você sair do sedentarismo.

Eu separei algumas modalidades de exercícios de baixo, médio e alto impacto.

BAIXO IMPACTO	MÉDIO IMPACTO	ALTO IMPACTO
Natação	Dança de salão	Corrida
Andar de bike	Aeróbica com step	Pular corda
Hidroginástica	Andar de patins	Jump
Caminhada	Escalada	Tênis, squash
Pilates, ioga, alongamento	Máquina elíptica	Muay thai

Outros exercícios populares como crossfit, HIIT (treino intervalado de alta intensidade) e treino funcional podem ser tanto de médio como de alto impacto, pois isso depende do plano e programação de cada um. Para entender melhor qual o exercício ideal para você, procure um educador físico, faça um teste de aptidão física e sempre informe o profissional se você sente dores nas costas ou juntas.

PRIORIZE SEU SONO

Durma pelo menos oito horas por noite, porque boas noites de sono ajudam a revigorar as energias, reparar os músculos e prevenir a depressão. Dormir é essencial para o nosso metabolismo trabalhar bem, e é no repouso que nosso corpo trabalha nutrindo o organismo, fortifica nosso sistema imunológico e repara nossos músculos. E tudo isso requer energia e ajuda a queimar calorias mesmo dormindo.

Algumas estratégias que eu uso para ter excelentes noites de sono são:

- Jantar com pelo menos duas horas de antecedência antes de ir se deitar.
- Deixar o celular carregando em outro quarto, assim você não fica mexendo nele antes de dormir.
- Trocar a TV por um bom livro (de ficção ou não ficção).
- Evitar cafeína e bebidas alcoólicas.
- Evitar excesso de exercício antes de dormir, pois também podem interferir na sua noite de sono.

COMO TER UMA BOA ALIMENTAÇÃO E EMAGRECER

Quando eu falo "coma de tudo e não corte nada", eu me refiro à inclusão de todos os grupos alimentares para uma boa reeducação alimentar. Todos os grupos são vitais para o corpo e deveriam ser consumidos de forma consciente e equilibrada de acordo com a necessidade individual.

Para muitas pessoas, montar um prato balanceado pode ser uma tarefa difícil. Eu mesma levei um tempo para me habituar e saber exatamente o que colocar no prato sem exceder.

Durante a minha reeducação alimentar eu não tinha tempo de ficar contando calorias e não tinha balança para pesar as refeições, então fixei um modelo de prato que contribuiu para que eu não comesse demais. Eu o chamo de **Prato Intuitivo do Emagrecer Certo**.

Esse prato é tão simples que você pode aplicá-lo no seu dia a dia de forma espontânea e natural para emagrecer.

É constituído de três partes para uma montagem simples e intuitiva. Na minha reeducação eu sempre priorizava todos os grupos alimentares que consistiam em alimentos energéticos, alimentos construtores, os vegetais e as gorduras boas. Eu falo mais sobre eles logo a seguir.

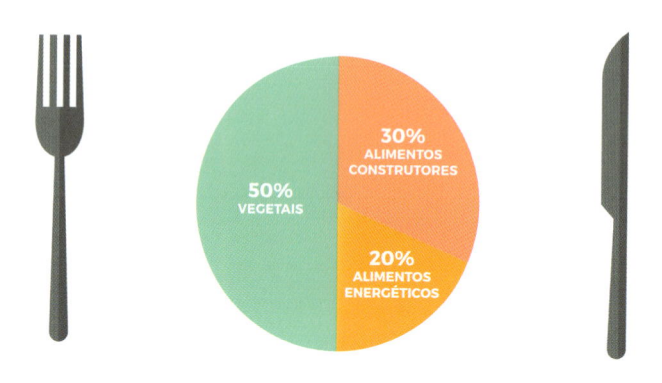

- 50% VEGETAIS
- 30% ALIMENTOS CONSTRUTORES
- 20% ALIMENTOS ENERGÉTICOS

VEGETAIS

São simplesmente os nossos queridos vegetais ou veggies (como eu gosto de chamá-los). Esses alimentos são ricos em fibras que aumentam a saciedade, muitas vezes contêm água que contribui na hidratação, fitonutrientes e compostos bioativos que auxiliam na manutenção da saúde. As fibras presentes nos veggies ajudam a reduzir o índice glicêmico dos alimentos.

50% DE VEGETAIS – é a quantidade que eu procuro incluir hoje no meu prato.

Os veggies podem ser hortaliças como folhas, frutos, caules, bulbos, temperos e até algumas raízes que podem ser consumidas cruas.

ALGUNS EXEMPLOS:
Folhas: rúcula, agrião, alface, acelga, couve, espinafre, endívia.
Brássicas: brócolis, couve-flor, couve-de-bruxelas, repolho.
Frutos: tomate, berinjela, pepino, pimentão, abobrinha, chuchu.

Raízes: beterraba, cenoura, gengibre e cúrcuma.
Bulbos: cebola, chalota, alho, alho-poró.
Temperos: alecrim, tomilho, manjericão, salsinha, coentro, orégano, estragão, sálvia.

SUGESTÕES DE RECEITAS COM VEGETAIS:
Há várias receitas na seção de Saladas e Sopas na página 79.

ALIMENTOS CONSTRUTORES

São as nossas fontes de proteína. Esses alimentos são responsáveis pela reconstrução dos tecidos e da massa muscular. As proteínas aumentam a saciedade ao longo do dia, além de fornecer aminoácidos essenciais para funções importantes do corpo.

30% de alimentos construtores – é a quantidade no prato intuitivo que foca na recuperação muscular e outras funções essenciais do corpo.

ALGUNS EXEMPLOS DE ALIMENTOS CONSTRUTORES:
Carnes, peixes, ovos, aves, frutos do mar, leites, iogurtes, queijos, tofu, seitan, tempeh, missô.

SUGESTÕES DE RECEITAS COM ALIMENTOS CONSTRUTORES:
Omelete de forno com legumes (p. 132), peito de frango recheado com alho-poró (p. 110), almôndegas recheadas ao molho de tomate (p. 124), espetinho de queijo coalho (p. 112), ovos rancheiros (p. 114), burguer de lentilhas (p. 130), iogurte natural (p. 42), ricota fresca (p. 40), vagem com missô e gengibre (p. 92).

ALIMENTOS ENERGÉTICOS

São os alimentos que são fonte de carboidratos e nos fornecem energia. Nesse grupo estão os grãos integrais, cereais, leguminosas, farinhas e ingredientes à base de raízes (tubérculos). Mel e açúcares naturais também estão incluídos nesse grupo e devem ser consumidos com moderação.

20% de alimentos energéticos – aqui eu procuro incluir carboidratos complexos que também contêm fibras.

ALGUNS EXEMPLOS:
Cereais integrais: arroz, quinoa, aveia, cevada, centeio, trigo, milho, trigo-sarraceno.
Leguminosas: feijão, ervilha, lentilha, grão-de-bico, vagem, moyashi, soja.
Tubérculos e raízes: aipim (mandioca, macaxeira), mandioquinha, batata, batata-doce, inhame, batata yacon.
Frutas: manga, banana, laranja, framboesa, kiwi etc. As frutas devem ser consumidas, desde que na quantidade adequada (1 a 3 tipos por dia).
Açúcares: mel, melado de cana, néctar de coco, xarope de bordo, xarope de agave, rapadura, açúcar de coco. Esse tipo de ingrediente não precisa fazer parte do prato intuitivo, mas é importante ressaltá-los para você entender onde poderá encaixá-los.

ALGUMAS RECEITAS COM ALIMENTOS ENERGÉTICOS:
Pizza vapt-vupt (p. 118), bolo de cenoura com aveia (p. 164), muesli de aveia em 3 sabores (p. 72), batata-doce assada com salsa verde (p. 102).

GORDURAS BOAS E OLEAGINOSAS
Esses alimentos devem ser consumidos de forma equilibrada, por causa de seu alto valor calórico. Eles têm um alto valor nutricional composto por fitonutrientes, ácidos graxos e antioxidantes e são alimentos bem fáceis de incluir no dia a dia, além de ajudarem a dar sabor e textura nas receitas.

ALGUNS ALIMENTOS QUE POSSUEM GORDURAS BOAS SÃO:
Frutos: coco seco ou fresco, abacate (ou avocado hass), pequi, tucumã.
Castanhas: castanha-do-pará, castanha-de-caju, amêndoa, nozes, pecãs, pistaches.

Sementes: linhaça, gergelim, semente de abóbora, semente de girassol.
Óleos: óleo de coco, óleo de abacate, azeite de oliva, óleo de linhaça, óleo de gergelim.
Leguminosa: amendoim.

Você pode adicionar os alimentos com gorduras boas em preparações salgadas ou doces, molhos, saladas ou simplesmente variar no modo de preparo. Os frutos, castanhas e sementes são ótimas opções para incluir nos lanches intermediários, pois proporcionam saciedade.

As gorduras boas podem ser incluídas em qualquer área do prato, podem ser um complemento nos vegetais ou adicionadas tanto nos construtores como nos energéticos.

A quantidade recomendada para óleos e manteiga é a ponta do seu polegar ou uma colher de chá, e para castanhas e sementes pode ser o centro da palma de sua mão ou uma colher de sopa.

ALIMENTOS MISTOS

Existem alimentos que são tanto energéticos como também construtores, pois apresentam carboidratos, proteínas e muitas vezes possuem gorduras em sua composição. Por eles terem essa variedade de macronutrientes, eu os chamo de alimentos mistos.

ALGUNS EXEMPLOS:
Quinoa, aveia, grão-de-bico, brócolis, chia, amendoim e castanha-de-caju.

Muitas leguminosas são alimentos mistos, por serem fontes de proteína vegetal e muitas vezes contêm carboidratos ou gorduras na composição.

Devemos sempre priorizar alimentos in natura e minimamente processados.

Cardápio para 14 dias

SEMANA 1

	CAFÉ DA MANHÃ	ALMOÇO	JANTAR
Segunda	Café da manhã poderoso p. 68	Frango piri-piri com purê de batata-doce p. 122	Tacos low-carb p. 116
Terça	Panqueca de coco fácil p. 66	Ovos rancheiros p. 114 Salada de brócolis p. 82	Peixe com crosta de castanhas p. 128 Tabule de couve-flor p. 86
Quarta	Aveia assada com pera p. 54	Almôndegas recheadas ao molho de tomate p. 124 Legumes à provençal p. 80	Sopa de cenoura com gengibre p. 100
Quinta	Torrada com avocado com cogumelos salteados p. 64	Pimentão recheado de frango p. 126	Nhoque de abóbora sem glúten com pesto genovês p. 138 e p. 140
Sexta	Muesli de maçã com canela p. 72	Burguer de lentilhas p. 130	Pizza vapt-vupt p. 118
Sábado	Açaí energético na tigela p. 70	Peito de frango recheado com alho-poró p. 110 Vinagrete de manga p. 84	Almôndegas recheadas p. 124 Salada de sua preferência com molho de mostarda balsâmico p. 104
Domingo	Iogurte natural com granola caseira p. 42 e p. 76	Caftas com molho de iogurte p. 108	Sopa verde emagracedora p. 90

SEMANA 2

	CAFÉ DA MANHÃ	ALMOÇO	JANTAR
Segunda	Muesli de banoffee p. 72	Lasanha de frango com abobrinha p. 146	Espetinho de queijo coalho p. 112 Salada de sua preferência com molho de mostarda e mel p. 104
Terça	Farofa doce p. 58 com iogurte p. 42	Caftas com tabule de couve-flor p. 108 e p. 86	Omelete de forno com legumes p. 132 Adicione uma salada de sua escolha
Quarta	Panqueca de coco p. 66	Peito de frango recheado com alho-poró p. 110	Pimentão recheado de quinoa p. 126
Quinta	Pão de sementes p. 56 com cogumelos salteados p. 64	Almôndegas recheadas p. 124 Legumes à provençal p. 80	Espetinho de queijo coalho p. 112 Salada de sua preferência p. 79
Sexta	Aveia assada com pera p. 54	Frango piri-piri p. 122 Batata-doce assada com salsa verde p. 102	Peixe com crosta de castanhas p. 128 Escolha uma salada ou outro acompanhamento p. 79
Sábado	Café da manhã poderoso p. 68	Espetinho de queijo coalho p. 112 Salada de sua preferência com molho de mostarda e mel p. 104	Tacos low-carb p. 116
Domingo	Shake saudável p. 204 Pão de sementes p. 56 com avocado e cogumelos salteados p. 64	Feijoada vegetariana e couve refogada p. 136	Pizza vapt-vupt p. 118

CARDÁPIO VEGETARIANO (OVOLACTOVEGETARIANO)

SEMANA 1

	CAFÉ DA MANHÃ	ALMOÇO	JANTAR
Segunda	Aveia assada com pera p. 54	Bolinho de abobrinha fácil p. 120 Salada de sua preferência com molho de mostarda balsâmico p. 104	Sopa verde emagrecedora p. 90
Terça	Panqueca funcional p. 60	Burguer de lentilhas p. 130 Salada de brócolis p. 82	Nhoque de abóbora sem glúten p. 138 com pesto genovês p. 140
Quarta	Pão de sementes p. 56 com mexidinho de tofu p. 62	Feijoada vegetariana e couve refogada p. 136	Pimentão recheado de quinoa p. 126
Quinta	Muesli de frutas silvestres p. 72	Omelete de forno com legumes p. 132 Vagem com missô p. 92	Burguer de lentilhas p. 130
Sexta	Omelete p. 132 com pão de sementes p. 56	Escondidinho de abóbora p. 144	Pizza vapt-vupt p. 118
Sábado	Açaí energético na tigela p. 70	Ovos rancheiros p. 114 Carpaccio de beterraba e palmito p. 94	Salada mediterrânea com grão-de-bico p. 98
Domingo	Muesli de maçã com canela p. 72	Espetinho de queijo coalho p. 112 Salada de brócolis p. 82	Faláfel p. 152 Tabule de couve-flor p. 86

SEMANA 2

	CAFÉ DA MANHÃ	ALMOÇO	JANTAR
Segunda	Iogurte natural com granola caseira p. 42 e p. 76	Pimentão (ou tomate) recheado com quinoa p. 126	Sopa de cenoura com gengibre p. 100
Terça	Panqueca de coco p. 66	Stir-fry de vegetais com noodles de abobrinha p. 142	Faláfel prático p. 152 Salada de sua preferência com o molho de mostarda balsâmico p. 104
Quarta	Aveia assada com pera p. 54	Burguer de lentilhas p. 130 Rolinhos de berinjela com cogumelos p. 88	Sopa verde emagracedora p. 90
Quinta	Torrada com avocado e cogumelos salteados p. 64	Bolinho de abobrinha fácil p. 120 Salada de sua preferência com molho de avocado p. 104	Nhoque de abóbora sem glúten p. 138 com pesto genovês p. 140
Sexta	Iogurte skyr com granola caseira p. 42 e p. 76	Faláfel prático p. 152 Salada de sua preferência com o molho de mostarda balsâmico p. 104	Pizza vapt-vupt p. 118
Sábado	Muesli de banoffee p. 72	Feijoada vegetariana e couve refogada p. 136	Salada mediterrânea com grão-de-bico p. 98
Domingo	Açaí energético na tigela p. 70	Espetinho de queijo coalho p. 112 Salada de feijão-fradinho p. 96	Burguer de lentilhas p. 130 Legumes à provençal p. 80

COMO USAR ESTE LIVRO

Todas as receitas que eu compartilho neste livro podem ser facilmente adaptadas por você. Eu quero incentivar você a se entreter e ser o chef na sua cozinha.

Saiba que é difícil satisfazer a todos quando falamos de receitas saudáveis, principalmente em sobremesas. Às vezes uma pessoa prefere um adoçante em vez de açúcar enquanto outras preferem açúcar em vez de adoçante, deixando o meu trabalho bem desafiador.

Mesmo assim, nas próximas receitas eu tento fazer o meu melhor e dar várias sugestões de substituição para você se aventurar com as receitas.

Se houver algum ingrediente de que você não goste, substitua por um ingrediente similar. Em algumas das receitas dou duas sugestões de escolhas, principalmente as que usam farinhas.

A sua cozinha deve ser o seu recanto, onde você faz suas experiências e prepara comida de verdade para nutrir seu corpo. Lá é o local no qual você consegue ganhar total controle do que consome.

O que faz uma receita saudável é você ter controle dos ingredientes que escolhe; uma receita feita na sua cozinha será sem aditivos, sem conservantes e feita com afeto.

Uma receita pode ter um resultado diferente dependendo dos seus ingredientes, forno e até a temperatura da cozinha, portanto não desanime, refaça a receita e harmonize com reajustes se precisar, e eu sempre informo como a massa deverá ficar (homogênea, firme etc).

Algumas receitas são bem versáteis e você poderá mudar a quantidade de um ingrediente sem alterá-la, como nos casos de saladas. Outras serão mais objetivas, como no caso de bolos.

MEDIDORES USADOS NAS RECEITAS

1 xícara de chá = 250 mL	1 colher de sopa = 15 mL
1/2 xícara de chá = 125 mL	1/2 colher de sopa = 7,5 mL
1/3 xícara de chá = 80 mL	1 colher de chá = 5 mL
1/4 xícara de chá = 60 mL	1/2 colher de chá = 2,5 mL

O TAMANHO DA XÍCARA MEDIDORA É SEMPRE A DE CHÁ.

Alguns dos ingredientes nas receitas também estão convertidos em gramas caso você tenha uma balança culinária. Eu também incluí o valor calórico por porção.

Antes de preparar a sua receita, leia todo o passo a passo com atenção e separe os ingredientes antes de iniciar o preparo.

LEGENDAS E SÍMBOLOS NAS RECEITAS

Preparo: Tempo de preparação.
Tempo total: Preparo + cocção.

	Sem glúten
	Sem lactose
	Vegetariano (ovolactovegetariano)
	Baixo índice glicêmico
	Ideal para a marmita
	Pode congelar
	Calorias
	Tempo de preparo
	Rendimento da receita

Receitas básicas para economizar

RICOTA FRESCA E COTTAGE CASEIRO

Queijos ricota e cottage são os mais simples de fazer e eu ensino como prepará-los para que você comece a economizar na sua cozinha.

Preparo: 36 minutos

Rende: 1 porção de cada

2 litros de leite integral (um para cada queijo)

4 a 8 colheres (sopa) de vinagre ou suco de limão

Opcional: Sal a gosto

1. Em uma panela, coloque o leite para aquecer sem deixar ferver (90 °C).
2. Desligue o fogo, adicione o vinagre ou o suco do limão até começar a talhar.
3. Mexa um pouco e deixe descansando por 20 minutos para separar o soro.
4. **Para o cottage:** Coloque parte da talha em uma peneira fina ou coador de café, deixe lá por 1 minuto sem pressionar e transfira para um pote. O ponto certo do queijo é meio mole. Tempere com sal e guarde na geladeira para utilizar em até quatro dias.
5. **Para a ricota:** Coloque o restante da talha em uma peneira forrada com pano de queijo ou um voal, e aperte para retirar o soro. Transfira para um pote com tampa e mantenha na geladeira para utilizar em até quatro dias. Se preferir, tempere a ricota com sal e ervas desidratadas.

DICA

O total de gramas de cada queijo vai depender do rendimento da talha. O soro que sobrou do queijo contém parte da proteína whey; experimente inventar alguma receita utilizando esse líquido.

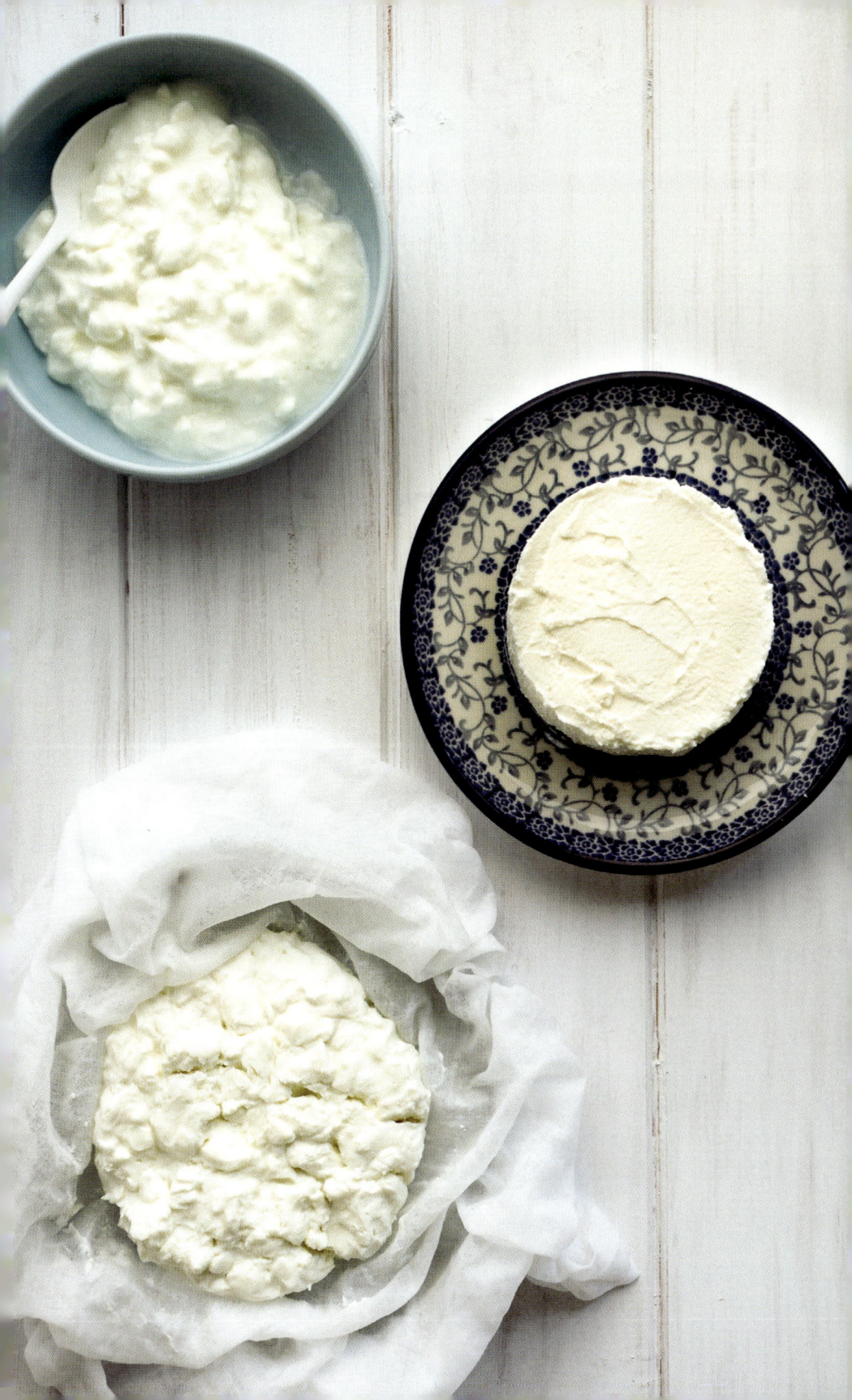

IOGURTE NATURAL E SKYR PROTEICO

Agora você pode economizar no seu próprio iogurte. Aqui eu ensino como multiplicar o iogurte natural e ainda transformá-lo em skyr proteico, um iogurte popular na Islândia com baixo teor de gordura produzido com leite desnatado.

Preparo: 30 minutos
(+10 horas de fermentação)

Rende: 1 litro

1 litro de leite desnatado

1 pote de iogurte natural que contenha fermento lácteo no rótulo (120 g)

1. Em uma panela, aqueça o leite até abrir fervura (110 °C). Desligue.
2. Espere esfriar até chegar à temperatura de 75 °C. Para saber se chegou na temperatura certa, encoste o seu dedo mindinho e conte até 10 segundos; se aguentar, então podemos começar o processo.
3. Acrescente o pote de iogurte natural no leite morno e misture até incorporar.
4. Transfira o leite para uma tigela ou jarra, tampe com plástico filme e deixe descansando por 10 horas em uma temperatura ambiente de 26 °C.
5. Após as 10 horas o iogurte natural estará pronto e consistente.
6. **Para o Skyr:** Após obter a consistência do iogurte natural, coloque parte do iogurte em uma peneira forrada com tecido voal ou em um filtro de café por 5 horas (na geladeira); isso ajuda a obter um iogurte firme e proteico como o skyr.

DICA

A temperatura certa do leite morno (75 °C) é ideal para ativar o fermento lácteo presente no pote de iogurte e transformar o restante do leite em iogurte. Você pode deixar a mistura do leite descansado no forno desligado ou em uma caixa térmica de piquenique até espessar. Toda noite, você pode colocar parte do iogurte natural em um filtro de café para ter um skyr firme pela manhã. Conserve o iogurte natural na geladeira por até 5 dias.

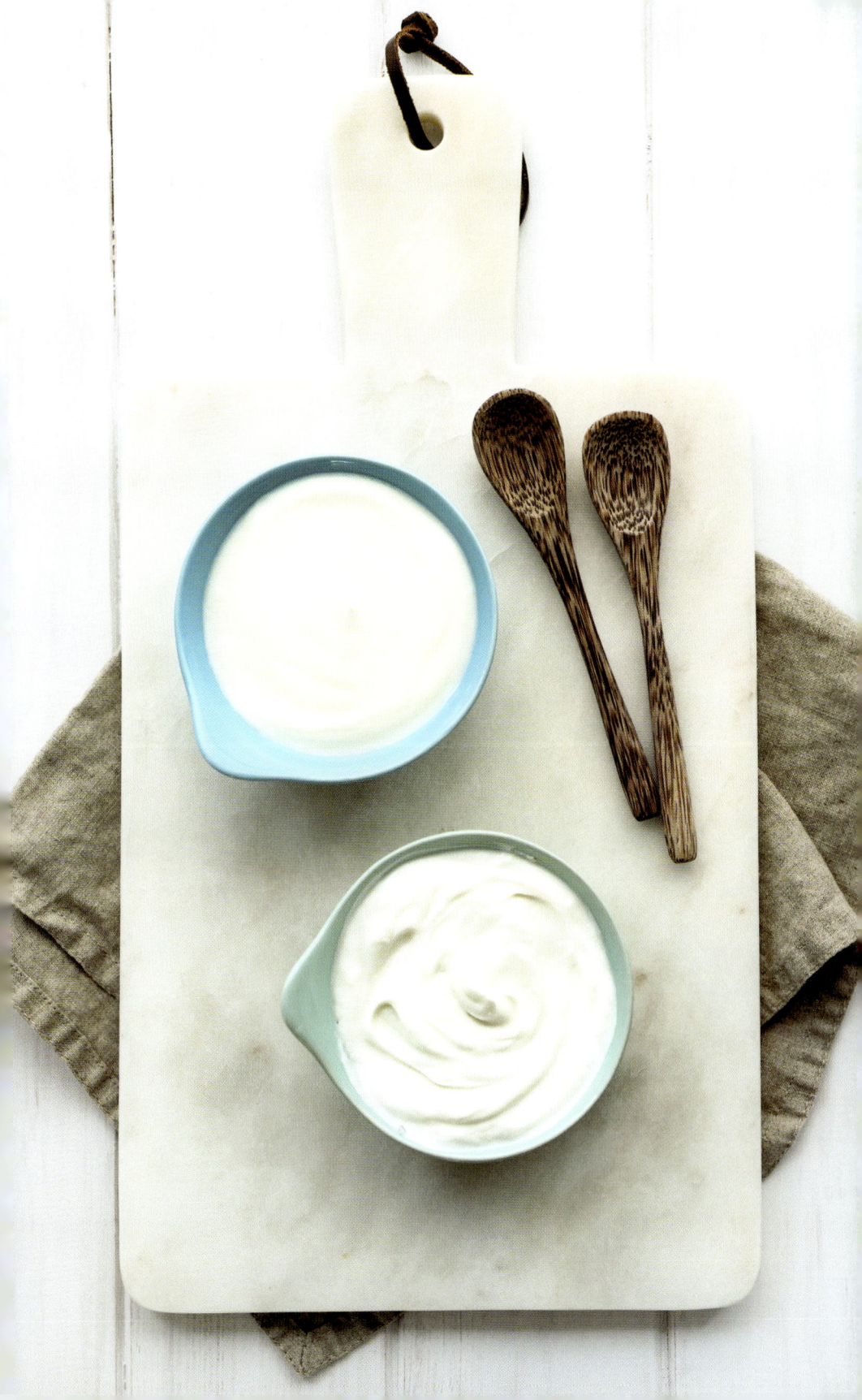

CALDO DE LEGUMES

Guarde todas as sobras e pontinhas de legumes e vegetais para produzir o seu próprio caldo natural caseiro que combina superbem na preparação de sopas e ensopados.

Preparo: 1 hora e 15 minutos   Rende: 700 mL

- 3 cenouras
- 2 cebolas
- 2 talos de salsão
- 2 folhas de louro
- 4 ramos de salsinha
- 1 cravo-da-índia
- 1 colher (chá) de sal grosso (5g)
- Pimenta-do-reino a gosto (inteira)
- 1 litro de água

1. Corte a cenoura, o salsão em pedaços grandes e coloque no fundo de uma panela.
2. Descasque a cebola, corte ao meio e espete o cravinho em um dos lados. Coloque na panela com as folhas de louro e a água.
3. Coloque no fogo alto até iniciar a fervura e quando começar a ferver, abaixe o fogo, acrescente a salsinha, o sal grosso e a pimenta-do-reino inteira, deixe cozinhando em fogo baixo por 1 hora.
4. Depois coe para retirar os vegetais e as folhas, espere o caldo esfriar.
5. Transfira para potes ou tigelas com tampa para armazenar.

DICA

Esse caldo pode ser congelado por até 3 meses ou use em 3 dias após a preparação e armazenado em geladeira. Anote o dia da preparação para não esquecer.

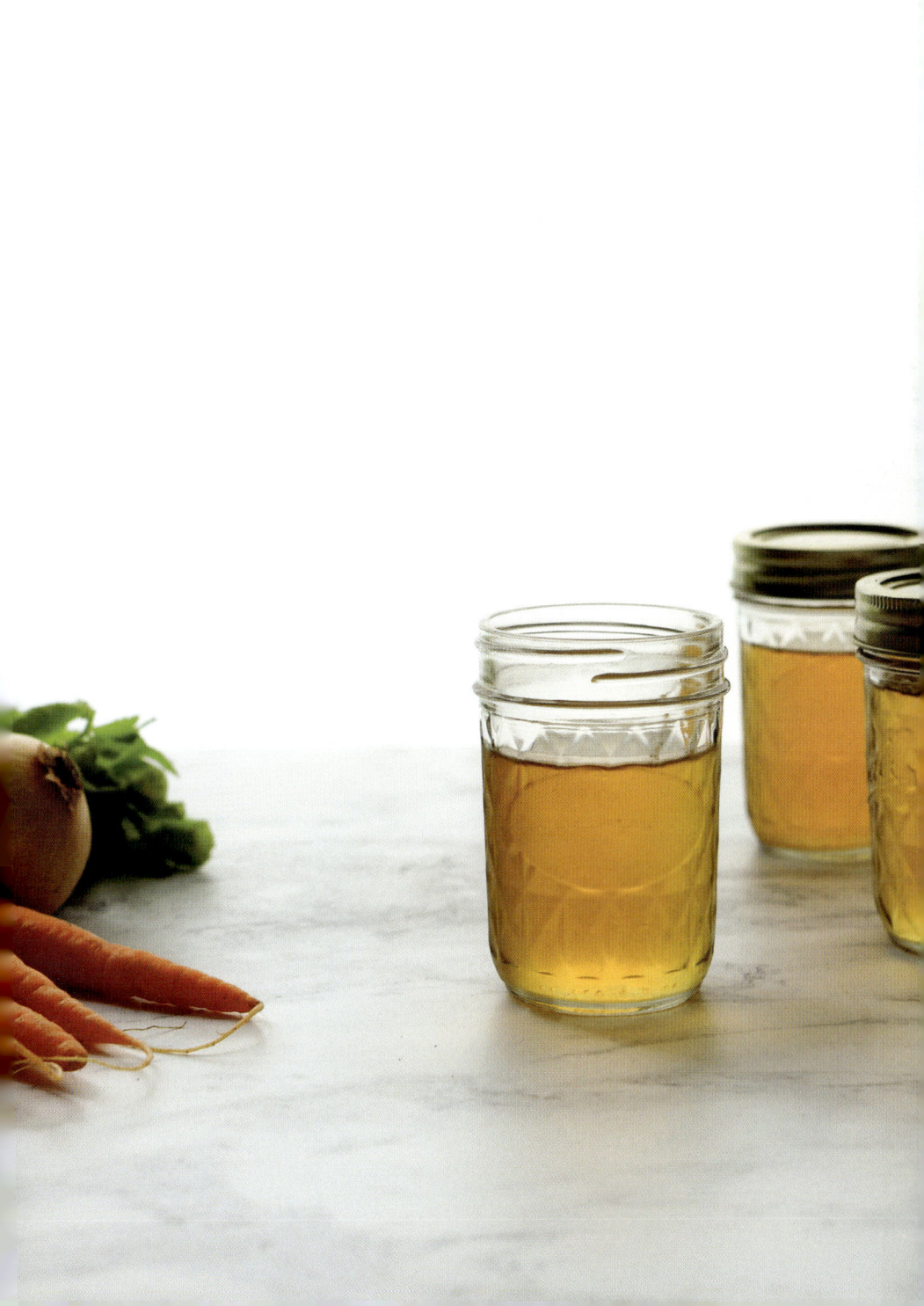

MOLHO DE TOMATE SEM AÇÚCAR

Aqui eu ensino como preparar um molho de tomate prático e sem adição de açúcar. Esse molho é ideal para ser usado em todas as receitas do livro que demandam molho de tomate.

Preparo: 45 minutos

Rende: 600 mL

- 500 g de tomates italianos maduros
- 1 cebola branca
- 3 dentes de alho
- 1/4 xícara de azeite de oliva (60 ml)
- 1 colher (chá) de sal
- 1 colher (chá) de pimenta-do-reino moída
- 1/2 cenoura pequena
- Folhas de manjericão a gosto
- 1 litro de água

Para retirar a pele dos tomates:
Coloque água em uma panela e leve para ferver.

1. Faça um pequeno corte no fundo dos tomates em forma de "X" (corte cruzado) e quando abrir fervura coloque-os nessa água quente, desligue o fogo e espere 1 minuto.

2. Depois, transfira os tomates para uma bacia com água fria, pois o choque térmico ajuda a remover a pele facilmente.

Preparando o molho:

1. Corte os tomates (sem pele) ao meio e remova as sementes. Descasque e corte a cebola em pedaços. Se preferir, compre tomates pelados em lata.

2. No liquidificador, coloque os tomates, a cebola, o alho, o azeite e o manjericão. Bata até triturar, ajude com uma espátula.

3. Depois, transfira tudo para uma panela, tempere com sal e pimenta, acrescente o pedaço da cenoura, e se estiver muito denso adicione um pouco de água (125 mL), e deixe cozinhando em fogo baixo por 30 minutos.

4. Retire a cenoura e transfira para potes com tampa, mas espere esfriar bem antes de fechar. Conserve na geladeira por até 5 dias.

> **DICA**
>
> A cenoura adicionada no preparo ajuda a neutralizar a acidez do molho de tomate, e, dessa forma, você não precisa adicionar açúcar.

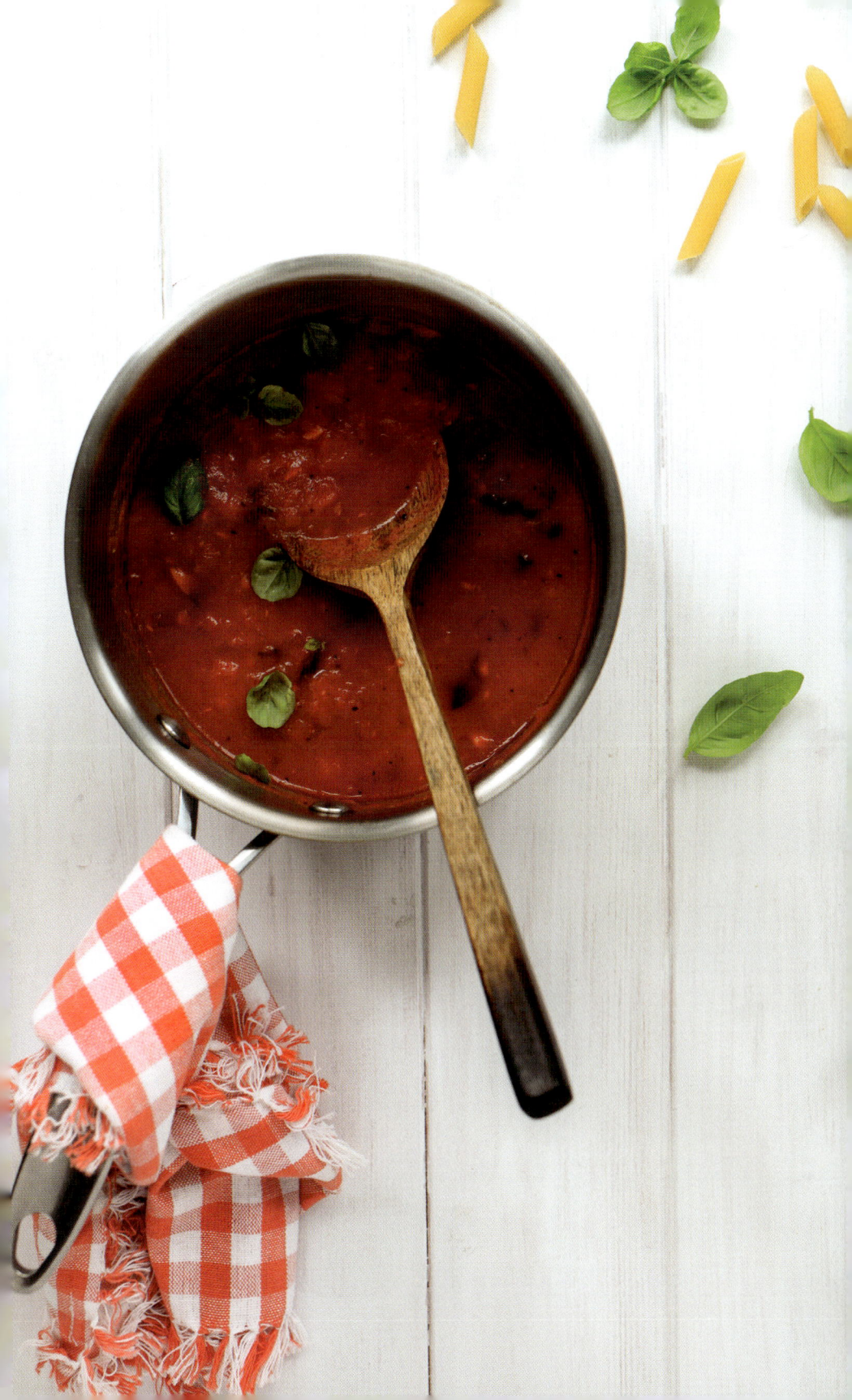

LEITES VEGETAIS

Para quem é intolerante ou está tentando reduzir o consumo de lactose, eu preparei essas 4 receitas de leites vegetais para você fazer em casa e economizar.

Leite de amêndoa
1 xícara de amêndoas (225 g)
3 xícaras de água filtrada (750 mL)
Opcional: 1 colher (chá) de essência de baunilha

Deixe as amêndoas de molho durante a noite. No dia seguinte, lave e escorra as amêndoas e coloque no liquidificador com as 3 xícaras de água filtrada. Bata por 2 minutos e coloque em uma peneira forrada com um voal e uma tigela no fundo. Esprema bem para sair o leite, vai sobrar apenas a polpa no voal. Consuma em 3 dias. Experimente usar o resíduo das amêndoas na receita de farofa doce na página 58.

Leite de castanha-de-caju
1 xícara de castanhas-de-caju (150 g)
3 xícaras de água filtrada (750 mL)
1 pitada de sal (para não escurecer)

Deixe as castanhas de molho durante a noite. No dia seguinte, escorra e coloque no liquidificador com as 3 xícaras de água (filtrada). Bata por 2 minutos para triturar bem e não precisa coar. Consuma em 3 dias ou use em receitas.

Leite de coco
1 xícara da polpa de coco
3 xícaras de água quente

No liquidificador, adicione o coco e a água quente, bata por 1 minuto e transfira para uma peneira forrada com voal e uma tigela no fundo. Esprema bem para extrair o leite. Consuma em 3 dias. Use a polpa de coco que ficou na peneira para fazer a panqueca de coco fácil na página 66.

Leite de aveia
1 xícara de aveia em flocos
3 xícaras de água gelada (750 mL)
2 pedras de gelo

Coloque a aveia de molho na água gelada por 5 minutos para amaciar. No liquidificador, coloque a aveia hidratada e as pedras de gelo, bata por 20 segundos e coe em seguida. É necessário usar água gelada e gelo para evitar que fique viscoso. Não bata mais do que 20 segundos.

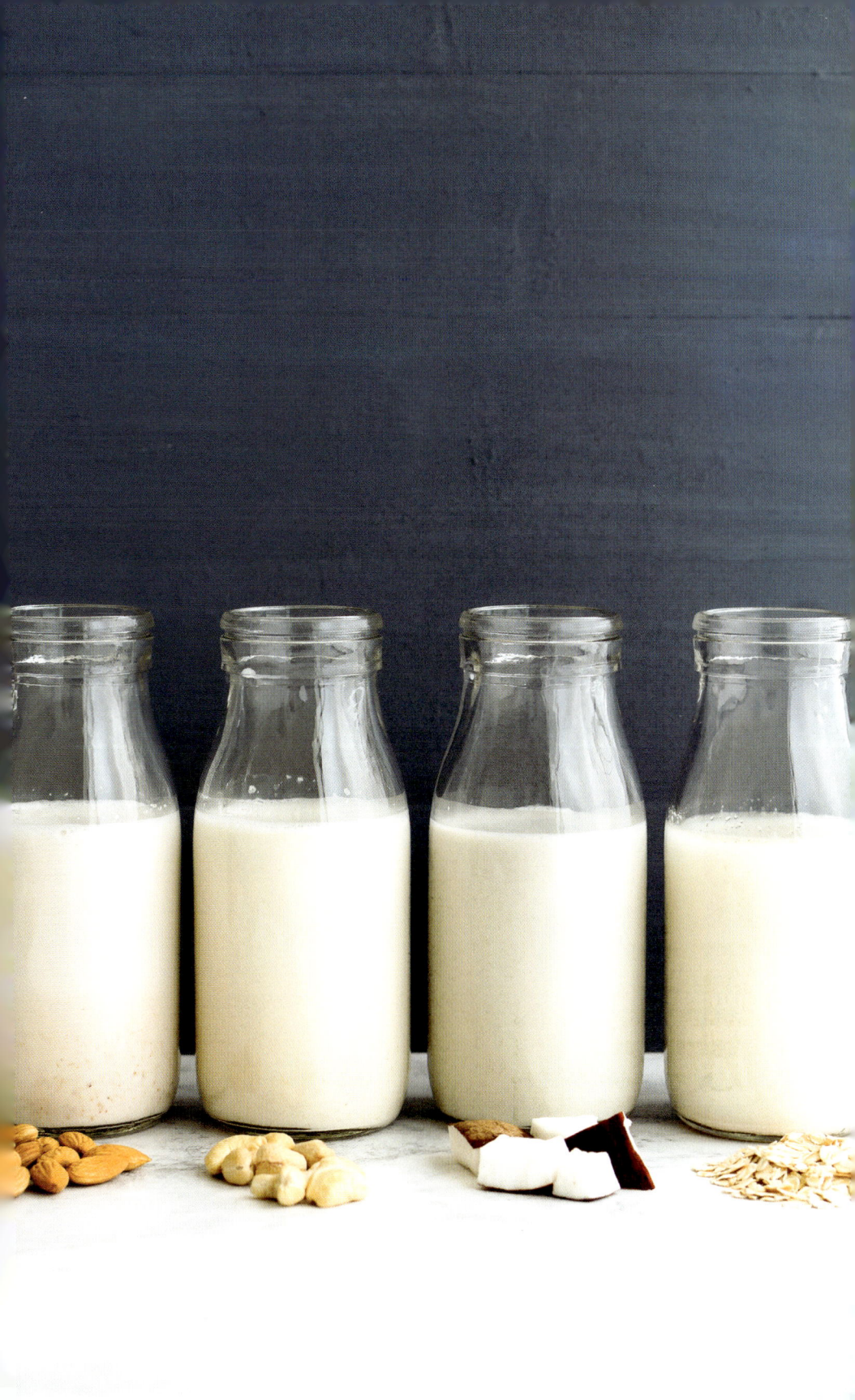

FERMENTO PARA BOLO

O famoso fermento químico na versão saudável, livre de glúten e sem aditivos.

Rende: 6 colheres de sopa ou 20 colheres de chá

10 colheres (chá) de cremor de tártaro (50 g)

10 colheres (chá) de fécula de batata (50 g)

5 colheres (chá) de bicarbonato de sódio (25 g)

1. Misture os ingredientes em uma tigela e transfira para um pote com tampa. Conserve na geladeira e utilize em 3 meses.

DICA

Você pode substituir a fécula de batata por amido de milho ou araruta. Dobre a receita para guardar uma quantidade maior. Não se esqueça de anotar no potinho a data de preparo do seu fermento. Use em qualquer receita que demande fermento químico.

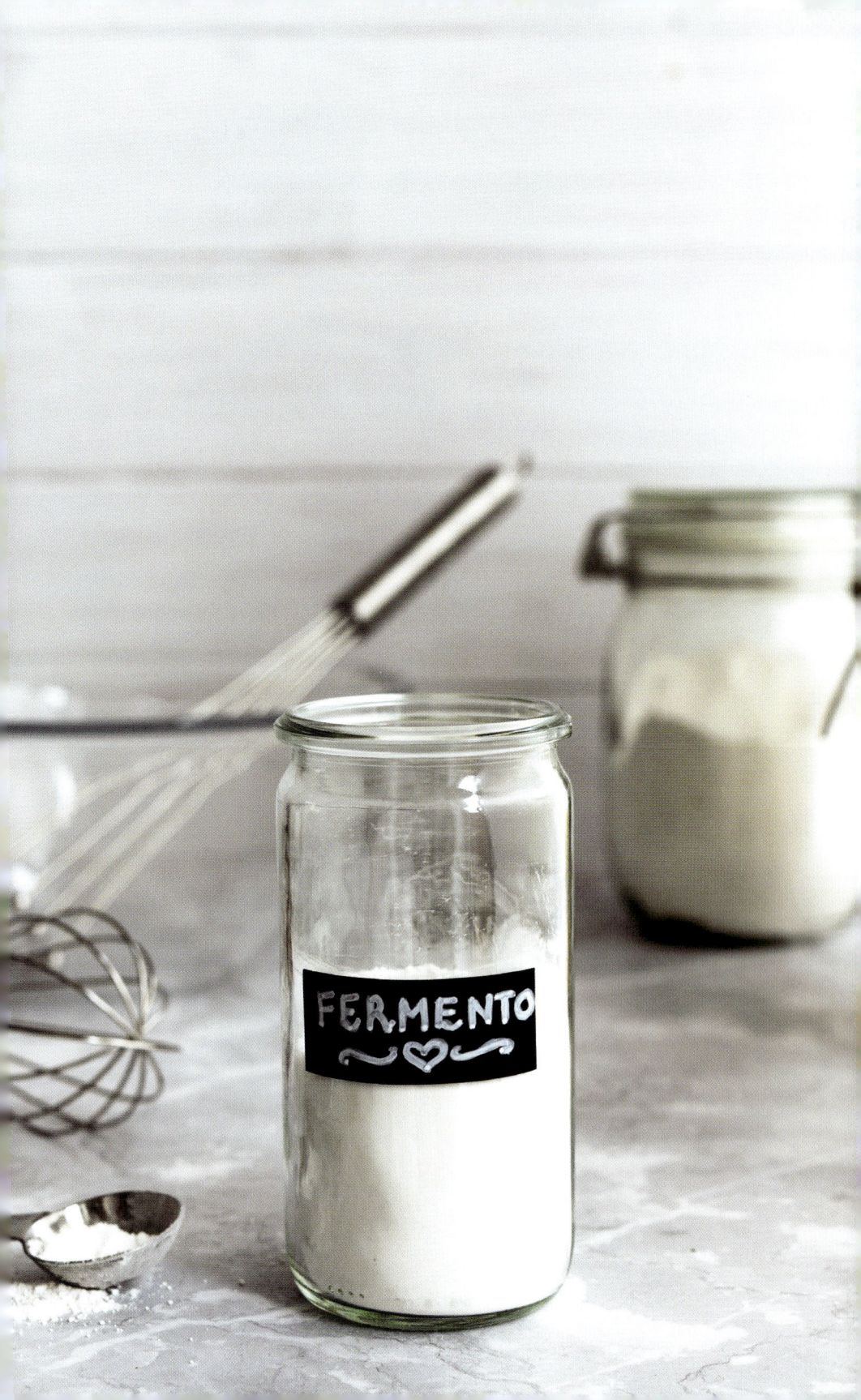

Café da manhã que satisfaz

AVEIA ASSADA COM PERA

Essa aveia assada é um jeito diferente de preparar seu café da manhã e começar bem o dia. É simples de fazer, prática e nutritiva.

Preparo: 10 minutos
Tempo total: 22 minutos

Rende: 4 porções

Calorias: 263

2 xícaras de aveia em flocos (180 g)

1 e ½ xícara de leite vegetal (375 mL)

3 peras (170 g)

2 colheres (sopa) de mel, melado ou agave (35 g)

1 colher (chá) de canela em pó

1 colher (chá) de fermento. Pode ser utilizado o da receita da página 50.

1 pitada de sal

1. Preaqueça o forno a 180 °C.
2. Lave e corte as peras em cubos médios, e separe duas fatias para decorar.
3. Em uma tigela, adicione a aveia, o leite vegetal, a canela, o mel (ou agave), o fermento e a pitada de sal. Misture com uma colher e reserve.
4. Em um refratário (20 cm), espalhe a pera (já cortada em cubos) no fundo e adicione a mistura de aveia por cima, espalhando bem para cobrir as peras em cubos. Adicione duas fatias de pera em cima para decorar (opcional).
5. Leve para assar por 12 minutos no forno. Sirva em seguida.

Por porção: Proteína: 6 g / Carboidratos: 51,8 g / Gordura: 1,3 g / Fibras: 7,6 g

DICA

Experimente substituir a pera por outra fruta, como maçã, banana, pêssego, frutas vermelhas ou mirtilos.

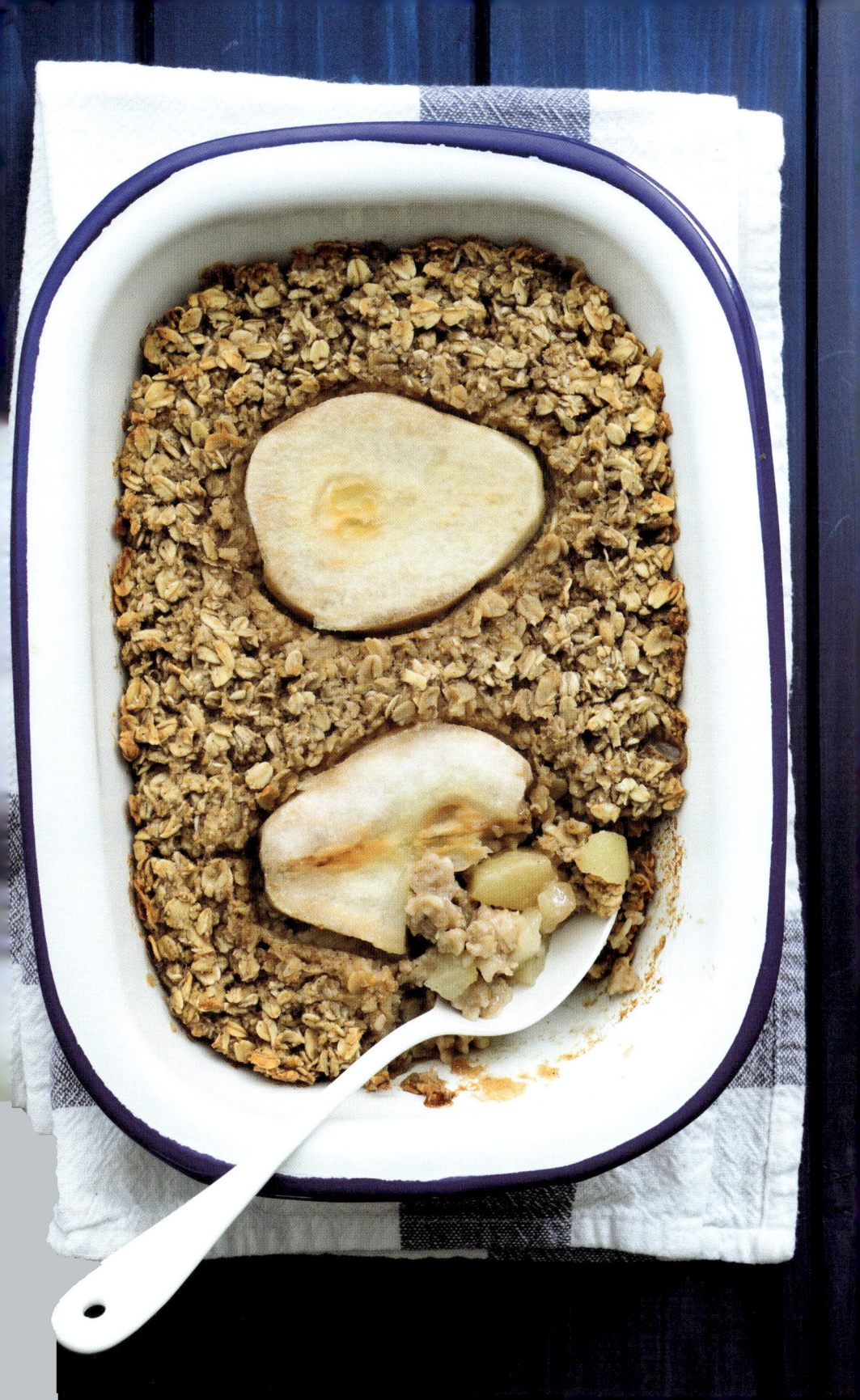

PÃO DE SEMENTES FUNCIONAL

Esse pão é rico em proteínas, gorduras boas e dá a sensação de saciedade ao longo do dia. Combina superbem com ovos mexidos ou cogumelos salteados, além de ser um pão de baixo índice glicêmico.

Preparo: 10 minutos
Tempo total: 50 minutos

Rende: 14 fatias de 50 g

Calorias: 365

---

500 g de sementes e castanhas (sem sal)

1 xícara de nozes (100 g)

¾ xícara de amêndoas (100 g)

¾ xícara de sementes de abóbora (100 g)

¾ xícara de sementes de girassol (100 g)

⅓ xícara de sementes de linhaça (50 g)

⅓ xícara de sementes de gergelim (50 g)

5 ovos

¼ xícara de azeite (60 mL)

1 colher (chá) de sal (5 g)

1. Preaqueça o forno a 180 °C.
2. Em uma vasilha, misture as castanhas com as sementes.
3. Em outra tigela, bata os ovos, o azeite de oliva e o sal. Não precisa bater muito para não entrar ar nas claras.
4. Adicione a mistura líquida na tigela com as castanhas e sementes e misture. Coloque em uma fôrma de pão ou de bolo inglês e leve para assar por 40 minutos.
5. Ao retirar do forno, espere esfriar por 1 hora.

Por porção: Proteína: 12,5 g / Carboidratos: 11 g / Gordura: 32,6 g / Fibras: 7,2 g

DICA

Na mistura você pode adicionar especiarias como cúrcuma, gengibre, ervas desidratadas e outras de sua preferência. Você pode comprar castanhas já quebradas, que, às vezes, custam menos nos mercados.

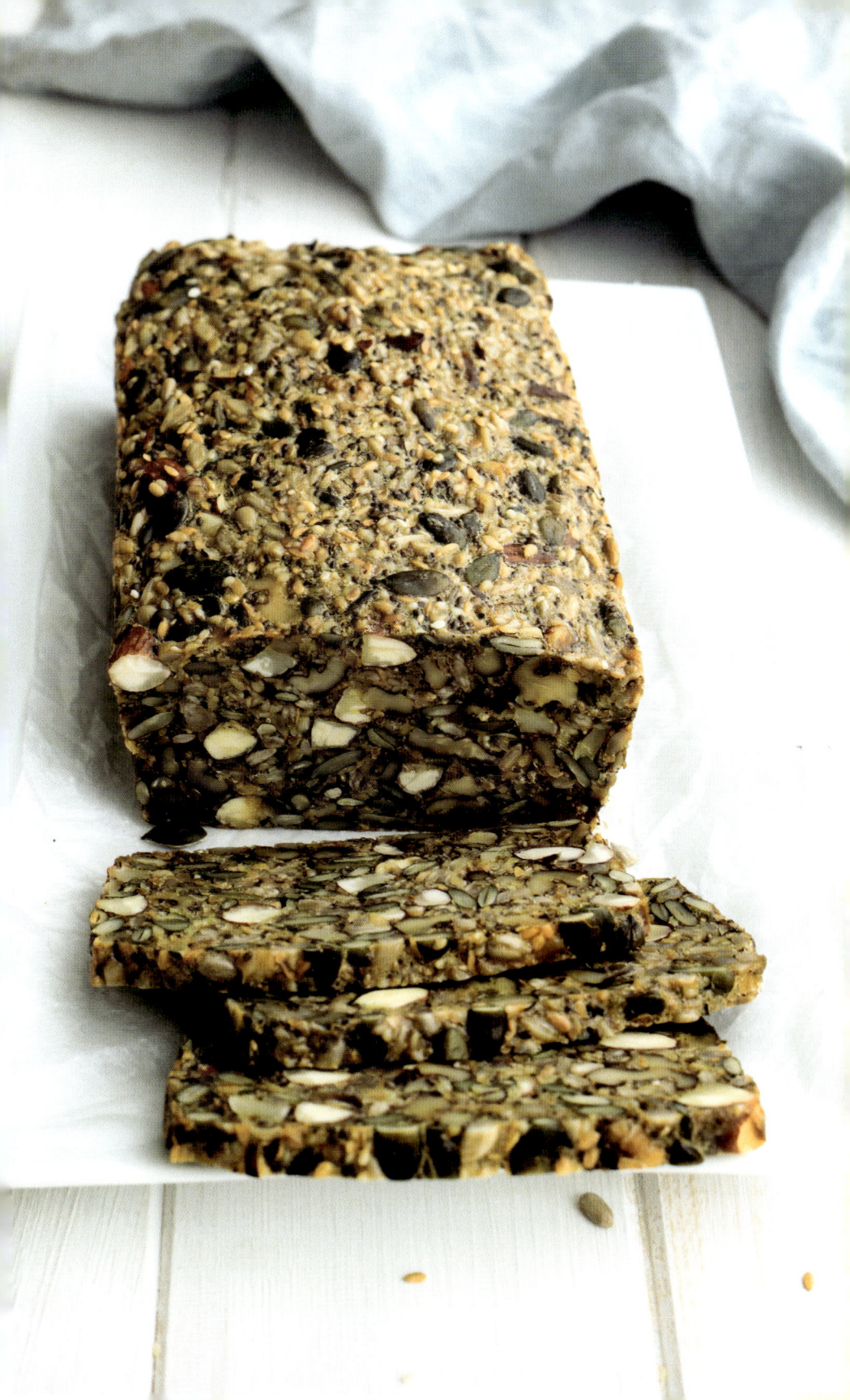

FAROFA DOCE

A farofa doce é um tipo de granola mais fina, ideal para consumir com frutas, iogurtes e até sorvetes.

Preparo: 12 minutos
Tempo total: 20 minutos

Rende: 12 colheres de sopa

Calorias: 85

½ xícara de farelo de aveia (60 g)

½ xícara de castanhas-de-caju (120 g)

2 colheres (sopa) de melado ou mel (35 g)

1 colher (sopa) de óleo de coco (15 g)

1 pitada de sal

Opcional: Iogurte para servir

Experimente com os iogurtes da página 42.

1. Preaqueça o forno a 160 ºC.
2. Pique as castanhas-de-caju em tamanhos menores.
3. Em uma tigela, coloque as castanhas, o farelo de aveia, o melado (ou mel), o óleo de coco e a pitada de sal.
4. Misture bem e espalhe em uma assadeira.
5. Leve para assar por 6 minutos, retire e espere esfriar. Deve ficar crocante quando estiver fria.
6. Alternativamente, você pode colocá-la em uma frigideira antiaderente e mexer por 6 minutos. Espalhe em um prato e espere esfriar para ficar crocante.

Por porção: Proteína: 2,5 g / Carboidratos: 8,2 g / Gordura: 5,8 g / Fibras: 0,9 g

DICA

Quando a farofa doce esfriar, você pode adicionar frutas secas e sementes a gosto. Se preferir, substitua a castanha-de-caju por amendoim ou castanha-do-pará. A duração é de duas semanas se armazenada em um pote fechado. Para uma versão low-carb, você pode substituir o farelo de aveia pelo resíduo do leite de amêndoas ensinado na página 48.

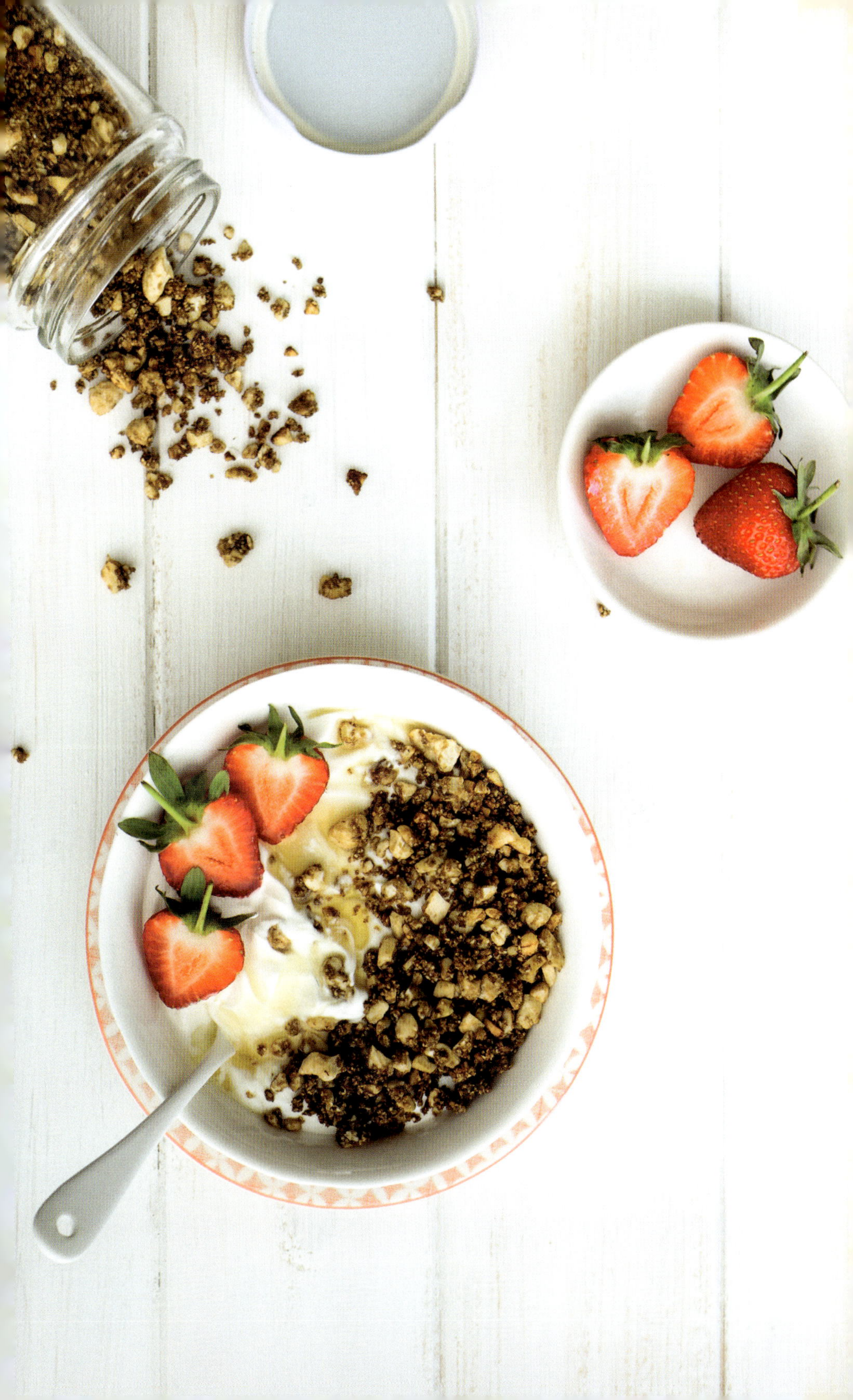

PANQUECA FUNCIONAL

Essa panqueca funcional é superversátil. Você pode fazer tanto em versão integral como em uma versão sem glúten, e as duas formas ficam deliciosas.

Preparo: 20 minutos
Tempo total: 30 minutos

Rende: 6 panquecas

Calorias: 178
(3 unidades)

Ingredientes

- 2 colheres (sopa) de sementes de chia (20 g)
- ¼ xícara de água (60 mL)
- ½ xícara de leite vegetal de sua escolha, receitas na página 48 (125 mL)
- ½ banana amassada (80 g); use a outra metade para decorar
- ½ xícara de farinha de trigo integral ou mix sem glúten (70 g)
- 1 colher (chá) de canela em pó
- 1 colher (chá) de fermento em pó. Pode ser utilizado o da receita da página 50.
- Óleo de coco para fritar
- **Opcional:** 1 colher (chá) de pasta de amendoim ou de outra oleaginosa para servir

Modo de preparo

1. Triture as sementes de chia no liquidificador ou em um moedor de café e transfira para uma tigela pequena. Adicione a água para hidratar e deixe na geladeira por 5 minutos até formar um gel.
2. Em outra tigela, coloque o leite vegetal, a banana amassada, a farinha integral (ou mix sem glúten), a canela, o fermento, o gel de chia (do passo 1) e mexa para incorporar.
3. Deixe a massa descansando por 15 minutos.
4. Em uma frigideira aquecida e untada com um pouco de óleo de coco, coloque pequenas porções da massa. Espere dourar e vire para dourar do outro lado.
5. Sirva com rodelas de banana, sementes de chia e pasta de amendoim ou outra oleaginosa.

Por porção (3 unidades): Proteína: 4,3 g / Carboidratos: 31 g / Gordura: 5 g / Fibras: 5,1 g

DICA

Deixar a massa descansando é opcional, mas faz com que os ingredientes se hidratem bem, proporcionando uma textura melhor às suas panquecas.

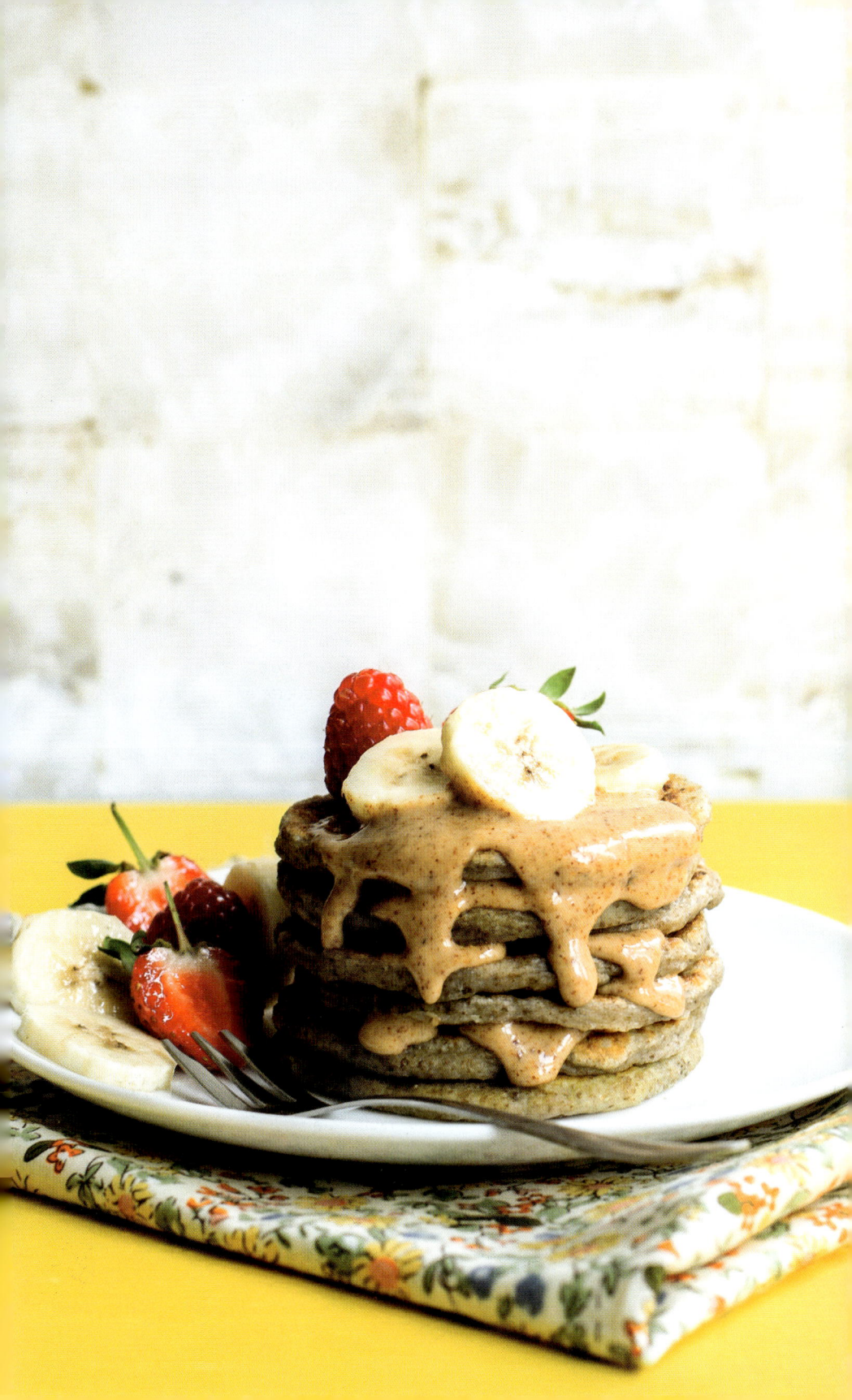

MEXIDINHO DE TOFU

Preparo: 10 minutos   Rende: 1 porção   Calorias: 326

- 1 xícara de tofu (225 g)
- 2 colheres (sopa) de caldo de legumes (30 mL)
- ½ colher (chá) de cúrcuma
- 1 pitada de pimenta-do-reino
- Sal a gosto
- 1 colher (sopa) de salsinha picada (10 g)
- Azeite de oliva para refogar

1. Amasse o tofu com um garfo.
2. Em uma frigideira no fogo médio, coloque um fio de azeite e acrescente o tofu amassado. Adicione o caldo de legumes, a cúrcuma, tempere com pimenta-do-reino e sal a gosto.
3. Mexa de um lado para o outro até o caldo de legumes reduzir e o tofu ganhar uma coloração amarela.
4. Sirva com torradas integrais e salsinha picada por cima.

Por porção: Proteína: 20,7 g / Carboidratos: 8,7 g / Gordura: 26,1 g / Fibras: 2,1 g

DICA

O sabor no tofu vai depender da concentração do seu caldo de legumes, então se você quiser um sabor mais intenso, tempere com ¼ de tablete de caldo de legumes. Você pode encontrar opções mais saudáveis em mercados de produtos naturais.

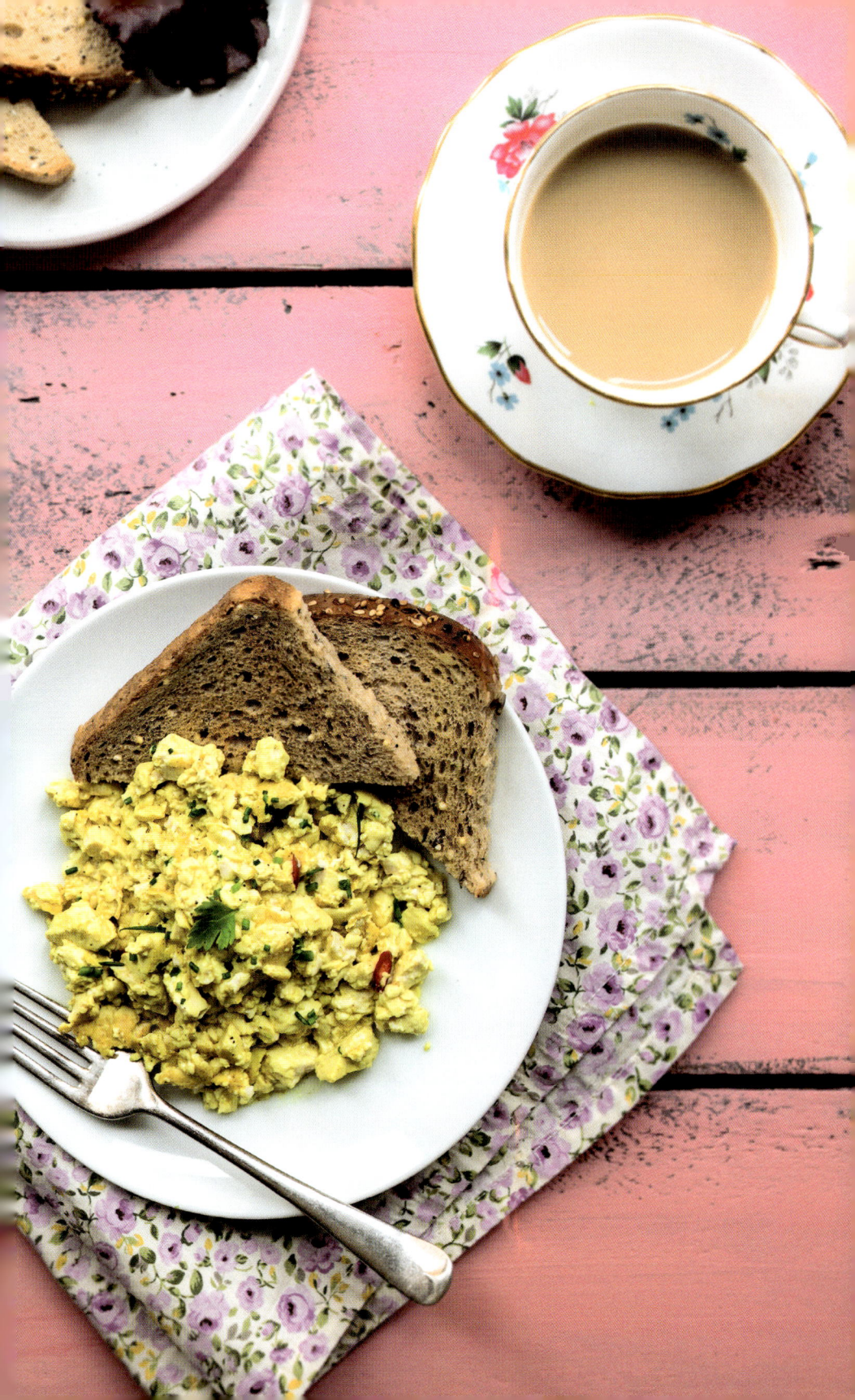

TORRADA COM AVOCADO E COGUMELOS SALTEADOS

Essa é uma ótima ideia para iniciar seu dia com uma preparação 100% vegetal. Cogumelos podem ser uma boa fonte de vitamina D, que protege os ossos e dentes, e a gordura boa presente no avocado ajuda na absorção dessa vitamina, que é lipossolúvel.

Preparo: 20 minutos Rende: 2 torradas Calorias: 385 (cada)

Ingredientes

- 2 fatias de pão (*sourdough* ou massa lêveda, com fermentação natural)
- ½ avocado ou abacate (70 g)
- 1 limão
- 5 raminhos de salsinha picada
- 1 xícara de cogumelos champignon frescos (90 g)
- 1 colher (sopa) de azeite (15 mL)
- ½ colher (chá) de pimenta-do-reino moída na hora
- Sal a gosto

Opcional: ½ colher (chá) de alho em pó

Modo de preparo

1. Esquente as fatias do pão em uma torradeira ou passe cada lado em uma frigideira antiaderente e sem óleo para dourar levemente.
2. Retire a polpa do avocado e coloque em uma tigela. Amasse com um garfo, esprema o sumo do limão, adicione a salsinha picada e misture.
3. Corte os cogumelos em fatias, adicione o azeite em uma frigideira no fogo médio e acrescente os cogumelos.
4. Tempere com a pimenta moída, alho e sal. Mexa sem parar até dourar.
5. Divida o preparo do abacate nas duas torradas e acrescente os cogumelos. Sirva com um pouco de salsinha picada por cima.

Por porção: Proteína: 10,6 g / Carboidratos: 52,5 g / Gordura: 17,6 g / Fibras: 6,9 g

DICA

Você pode substituir o pão *sourdough* por integral ou multigrãos. Utilize apenas a metade do limão se quiser o avocado mais firme. A fruta avocado é a versão pequena e com sabor mais neutro do abacate.

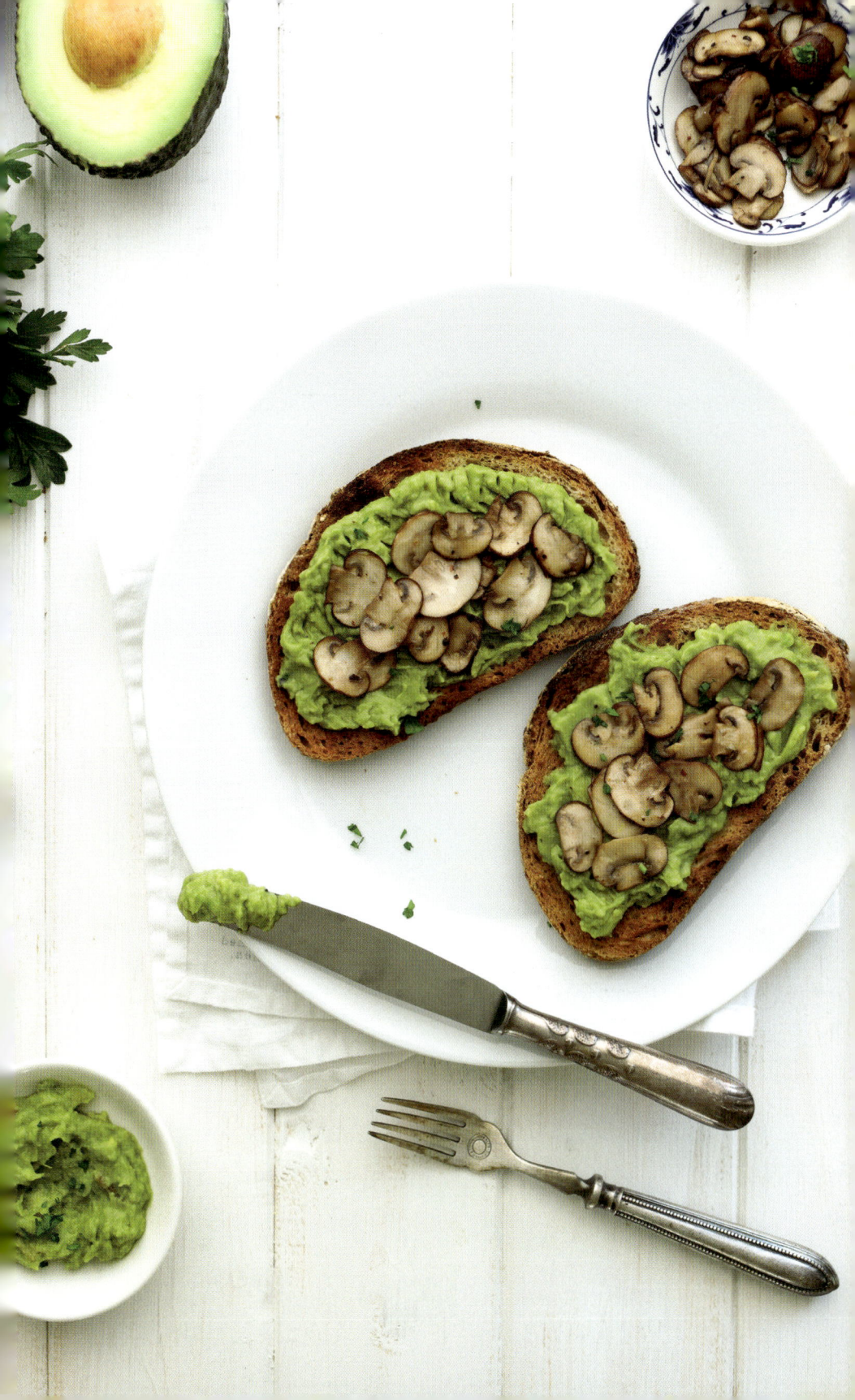

PANQUECA DE COCO FÁCIL

Essa panqueca de coco é sem açúcar e dá saciedade por toda a manhã, além de ser prática e fácil de preparar.

Preparo: 23 minutos | Rende: 6 panquecas | Calorias: 220 (3 unidades)

- 1 colher (sopa) de coco ralado seco (6 g)
- 2 colheres (sopa) de farinha de amêndoas ou de qualquer outra oleaginosa (14 g)
- 1 ovo grande (55 g); se forem pequenos use 2
- 1 colher (sopa) do adoçante culinário ou xilitol (15 g)
- 1 colher (sopa) de óleo de coco para a frigideira

1. Coloque todos os ingredientes em uma tigela e mexa com um garfo.
2. Em uma frigideira (26 cm) no fogo baixo, adicione óleo de coco e coloque 6 porções individuais para que forme 6 panquecas pequenas.
3. Espere dourar um lado e vire para dourar o outro.
4. Sirva com frutas e manteiga (ou pasta) de alguma oleaginosa.

Por unidade: Proteína: 9,9 g / Carboidratos: 8,7 g / Gordura: 15,8 g / Fibras: 3,5 g

DICA

Deixe a massa descansando na geladeira por uns 10 minutos, pois isso ajuda a dar uma textura melhor às suas panquecas. Você pode usar o resíduo do leite de coco da página 48 no lugar da farinha de amêndoas.

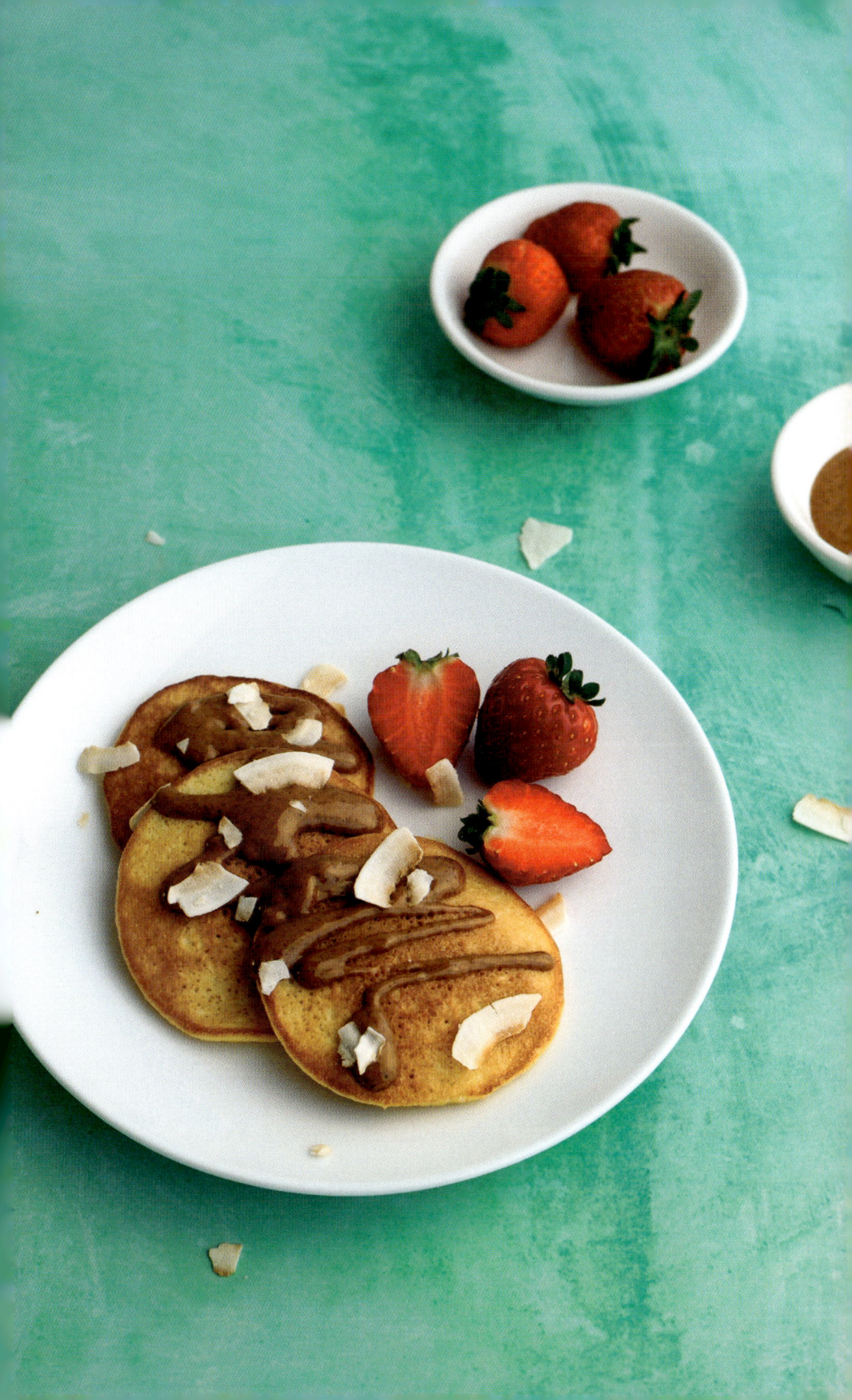

CAFÉ DA MANHÃ PODEROSO

Eu chamo esse café da manhã de poderoso por promover a saciedade, ser rico em nutrientes e ideal para consumir em um dia que será corrido.

Preparo: 20 minutos   Rende: 1 porção   Calorias: 567

3 folhas de alface-crespa

¼ xícara de cenoura ralada

Rodelas de pepino

3 tomates-cereja (ou rodelas de tomates)

3 ovos

1 colher (sopa) de salsinha picada

Sal e pimenta a gosto

1 colher (sopa) de azeite de oliva

½ avocado

1. Para a salada: lave as folhas de alface, deixe secar e prepare uma salada com a cenoura ralada, as rodelas de pepino e o tomate-cereja.
2. Em uma tigela, adicione os 3 ovos, tempere com sal e pimenta a gosto e bata com um garfo até homogeneizar a clara com a gema.
3. Adicione salsinha picada e mexa delicadamente na mistura.
4. Acrescente azeite em uma frigideira média no fogo baixo e coloque a mistura espalhando pela frigideira, tampe e espere cozinhar por cima.
5. Enquanto cozinha, arrume a salada em um prato e fatie o avocado.
6. Sirva a omelete com a salada e o avocado fatiado.

Por porção: Proteína: 26 g / Carboidratos: 32,6 g / Gordura: 40,1 g / Fibras: 13,2 g

DICA

Apesar de essa omelete ser uma receita sem lactose, se preferir, você tem a opção de adicionar queijo ralado, como parmesão ou pecorino.

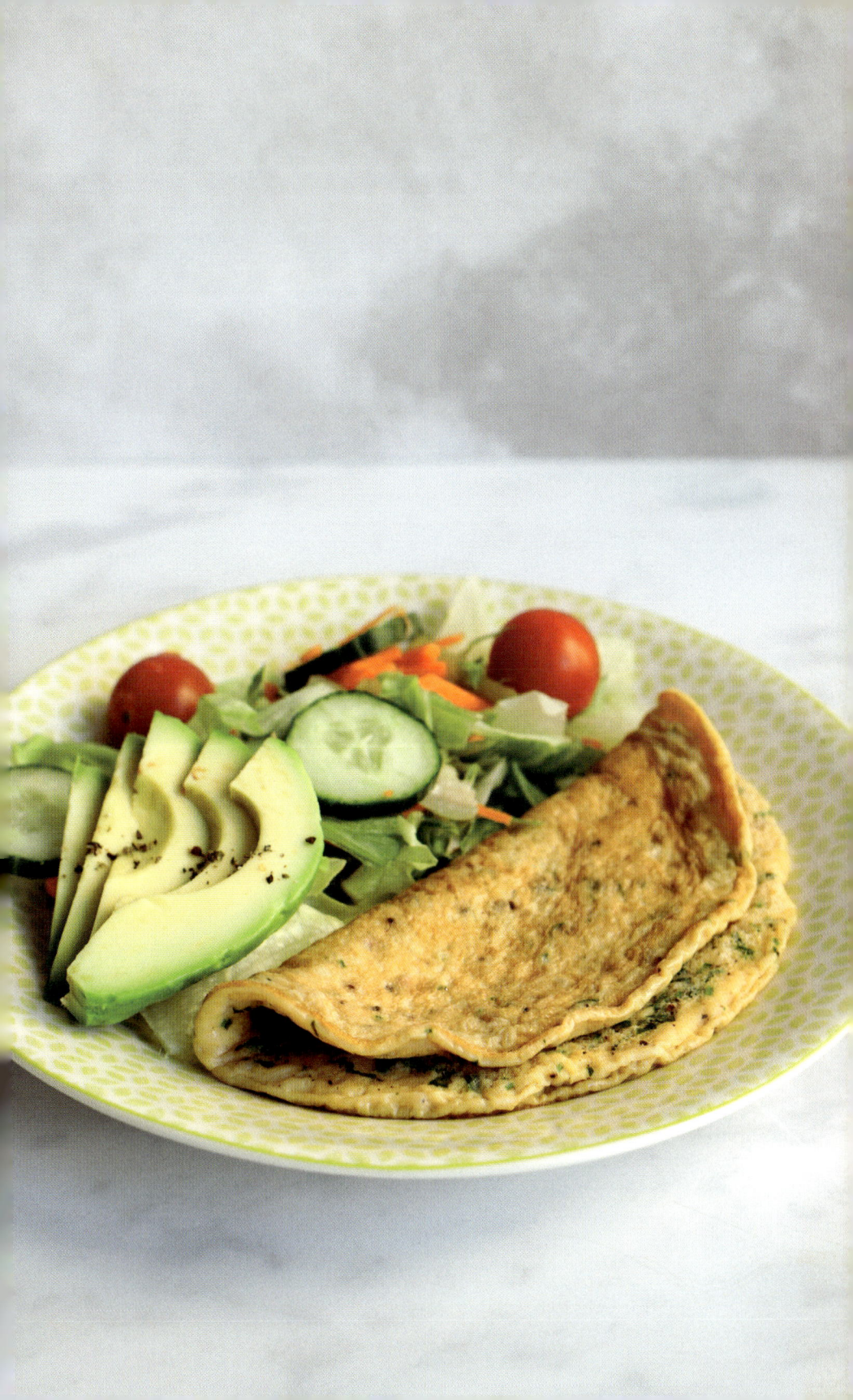

AÇAÍ ENERGÉTICO NA TIGELA

Preparo: 18 minutos   Rende: 1 bowl   Calorias: 377

1 banana

80 mL de leite vegetal (qualquer tipo)

1 pacote de polpa de açaí congelada (100 g)

1 colher (sopa) de açúcar de coco

1 colher (chá) de guaraná em pó

Opcional: Frutas (kiwi, manga, banana, romã)

Granola a gosto para servir (p. 76)

Em um liquidificador, adicione a banana, a polpa de açaí, o açúcar de coco, o guaraná em pó, o leite e bata por 30 segundos.

1. Coloque em uma tigela e sirva com frutas ou granola por cima.

Por porção: Proteína: 4,3 g / Carboidratos: 58,5 g / Gordura: 4,1 g / Fibras: 5,2 g

DICA

Adicione um pouco mais de leite se você julgar necessário, e nessa receita experimente trocar o leite vegetal por água de coco para obter um sabor mais tropical. Se preferir, substitua o açúcar de coco por outro tipo, ou por um adoçante como xilitol.

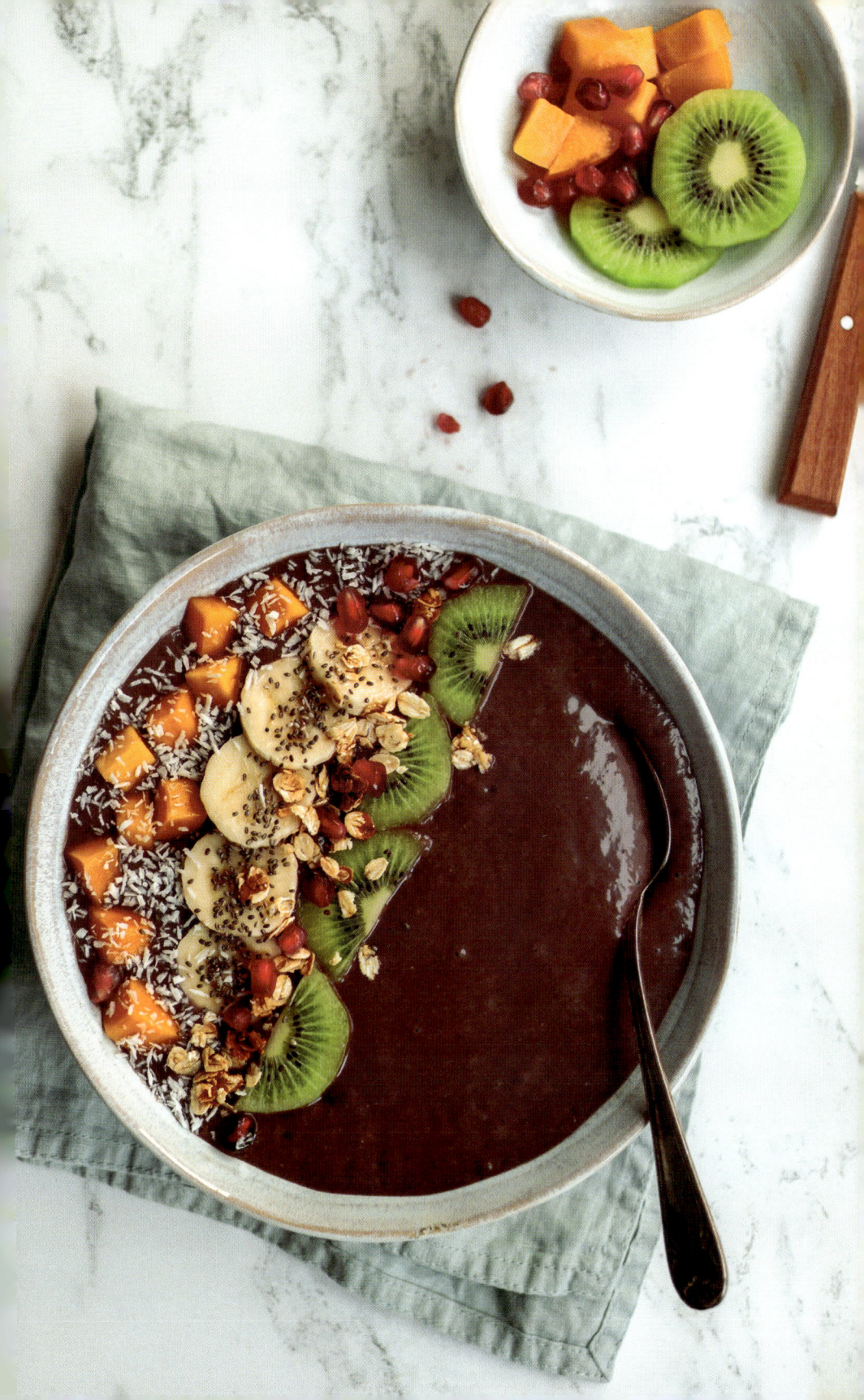

MUESLI DE AVEIA EM 3 SABORES

Essa receita é perfeita para você preparar com antecedência e levar na marmita. Guarde em um potinho com tampa e conserve em ambiente gelado até a hora de consumir.

Preparo: 10 minutos Rende: 1 potinho de cada Calorias: consulte em cada receita

Maçã com canela
- Calorias: 395
- 1 maçã
- ½ xícara de iogurte natural (60 g)
- ¼ de xícara de aveia em flocos (30 g)
- ½ colher (sopa) de sementes de abóbora
- ½ colher (chá) de canela

1. Higienize a maçã e corte-ao meio. Separe ¼ da maçã para cortar em fatias e rale o restante em um ralador.
2. Em uma tigela pequena, misture o iogurte natural, a aveia em flocos, a maçã ralada, as sementes de abóbora e a canela.
3. Deixe na geladeira por 30 minutos para apurar o sabor. Sirva com as fatias de maçã por cima.

Banoffee
- Calorias: 406
- 1 banana
- 1 tâmara medjool
- ½ xícara de iogurte natural (60 g)
- ¼ de xícara de aveia em flocos (30 g)
- 1 colher (chá) de sementes de abóbora (ou de girassol)
- **Opcional:** Bee pollen (pólen de abelha) a gosto para servir

1. Corte a banana ao meio, amasse a metade com um garfo, a outra metade corte em rodelas.
2. Retire o caroço e pique a tâmara.
3. Em uma tigela pequena, coloque o iogurte, a aveia, a banana amassada, a tâmara picada, misture e deixe descansando por 30 minutos na geladeira para apurar o sabor.
4. Sirva com as rodelas de banana, sementes de abóbora (ou de girassol) e bee pollen por cima.

Frutas vermelhas
- Calorias: 339
- ½ xícara de iogurte natural (60 g)
- ¼ de xícara de aveia em flocos (30 g)
- ½ xícara de frutas vermelhas (amora, morango, mirtilo)
- 1 colher (sopa) de sementes de abóbora (ou de girassol)

1. Separe um pouco das frutas vermelhas para servir depois e amasse o restante com um garfo.
2. Em uma tigela pequena, acrescente o iogurte, a aveia, as frutas amassadas e as sementes de sua escolha. Misture e deixe descansando por 30 minutos na geladeira para apurar o sabor.
3. Sirva com as frutas vermelhas que você separou.

DICA
Você pode preparar qualquer uma das opções dessa receita com antecedência para consumir nos dias seguintes, pois ela dura até 3 dias em um pote fechado na geladeira.

AVEIA SEM GLÚTEN

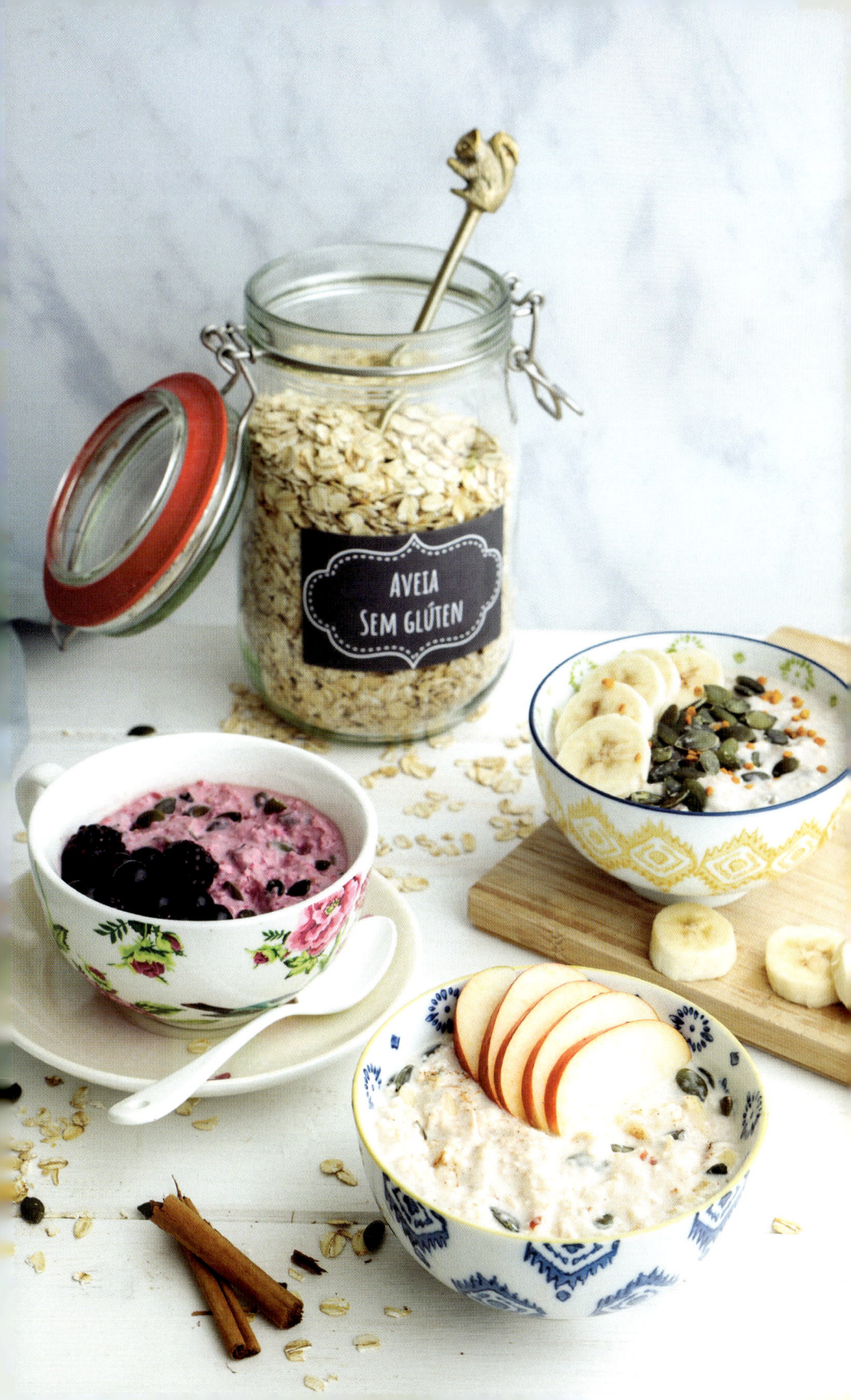

PÃOZINHO DE AVEIA NA FRIGIDEIRA

Esse pãozinho de aveia é muito prático para aqueles dias corridos em que você está com vontade de comer um pãozinho com queijo. Ele é feito na frigideira e pode ser colocado na sanduicheira também.

Preparo: 10 minutos
Tempo total: 18 minutos

Rende: 1 pãozinho

Calorias: 367
(com o recheio sugerido)

---

1 ovo

4 colheres (sopa) de farelo de aveia (30 g)

4 colheres (sopa) de farinha de aveia (20 g)

1 colher (sopa) de água gelada (15 mL)

½ colher (chá) de orégano a gosto

Sal e pimenta-do-reino a gosto

Azeite de oliva para untar a frigideira

Sugestão de recheio caprese:

3 tomates secos

2 fatias de muçarela (búfala)

Folhas frescas de manjericão

---

1. Em uma tigela, adicione o farelo de aveia, a farinha de aveia, sal, pimenta e misture esses ingredientes secos. Depois, adicione o ovo, a água gelada e continue mexendo até virar uma massa.

2. Unte a frigideira (pequena) no fogo baixo com um pouco de azeite (bem pouco), coloque a massa, espalhe e tampe.

3. Depois de 7 minutos o pãozinho estará pronto. Vire se achar necessário.

4. Coloque o recheio em um dos lados do pão e dobre para fechar. Espere o queijo derreter.

5. Alternativamente, leve em uma maquininha de grill até o queijo derreter.

Por unidade: Proteína: 27,7 g / Carboidratos: 38,1 g / Gordura: 16 g / Fibras: 7,1 g

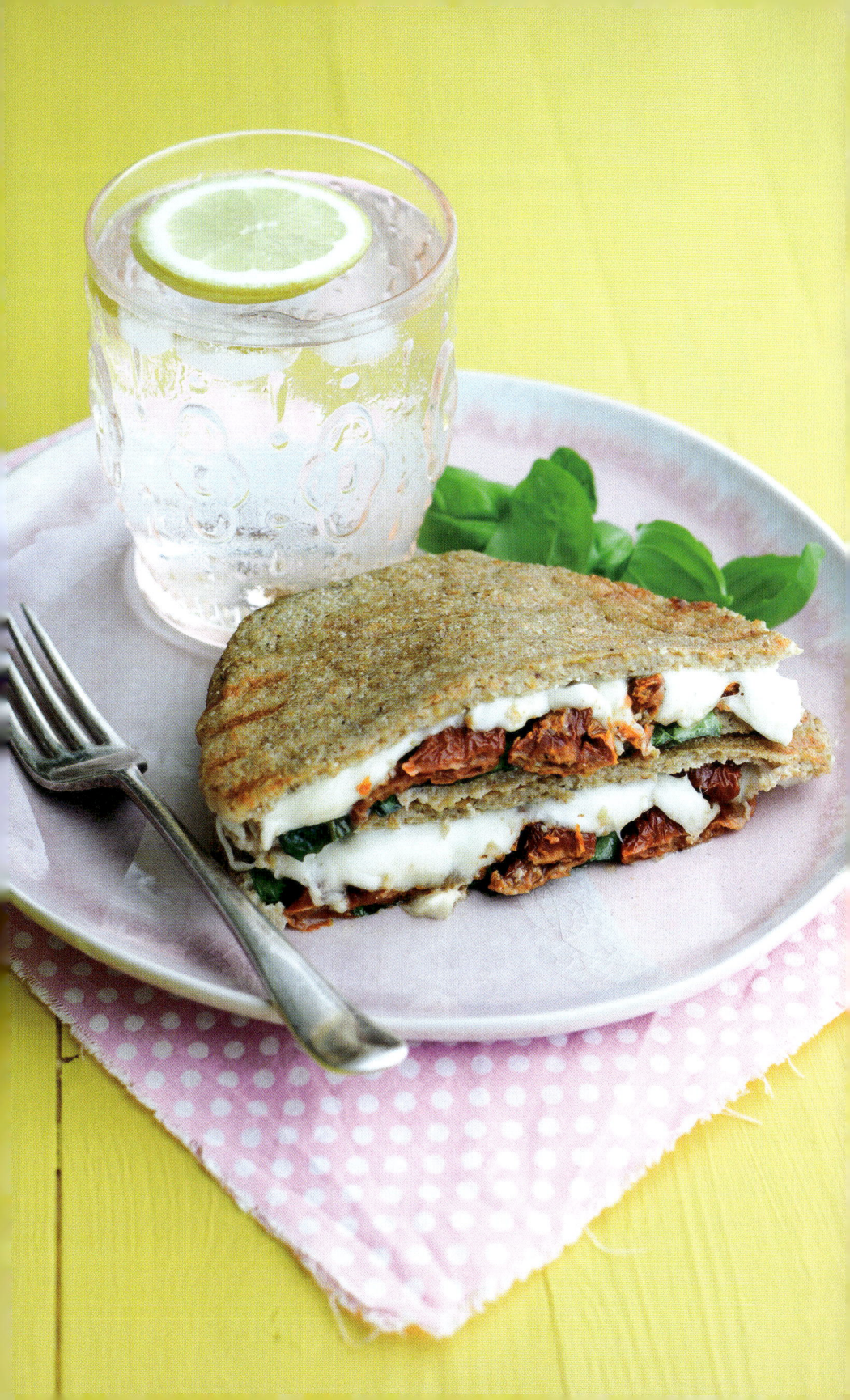

GRANOLA PRÁTICA CASEIRA

Preparo: 12 minutos
Tempo total: 20 minutos

Rende: 20 porções de 27 g cada

Calorias: 129 (por porção)

---

2 xícaras de aveia em flocos (160 g)

⅔ xícara de castanhas-de-caju

½ xícara de chips de coco

½ xícara de sementes de abóbora

½ xícara de sementes de girassol

1 colher (sopa) de canela em pó

1 colher (chá) de gengibre em pó

2 colheres (sopa) de óleo de coco

3 colheres (sopa) de mel (ou xarope de agave)

Pitada de sal

---

1. Preaqueça o forno a 180 °C.
2. Pique as castanhas-de-caju e coloque em uma tigela grande. Acrescente a aveia, os chips de coco, as sementes, a canela, o gengibre, a pitada de sal e mexa delicadamente para misturar os ingredientes secos.
3. Adicione o óleo de coco (líquido) e o mel (ou xarope de agave). Mexa com uma colher para umedecer todos os ingredientes secos.
4. Espalhe por uma assadeira forrada com papel-manteiga ou um tapete de silicone culinário.
5. Leve para assar por 8 minutos no forno. Se quiser mais dourado, deixe assando por mais 2 minutos até chegar no tom que você deseja.
6. Espere esfriar completamente e guarde em um pote com tampa na sua despensa.

Por porção: Proteína: 3,6 g / Carboidratos: 11,3 g / Gordura: 8 g / Fibras: 2 g

DICA

Você pode criar seu próprio mix de granola adicionando outras castanhas e sementes de sua preferência. Se quiser adicionar frutas secas, acrescente apenas quando a granola estiver fria e crocante.

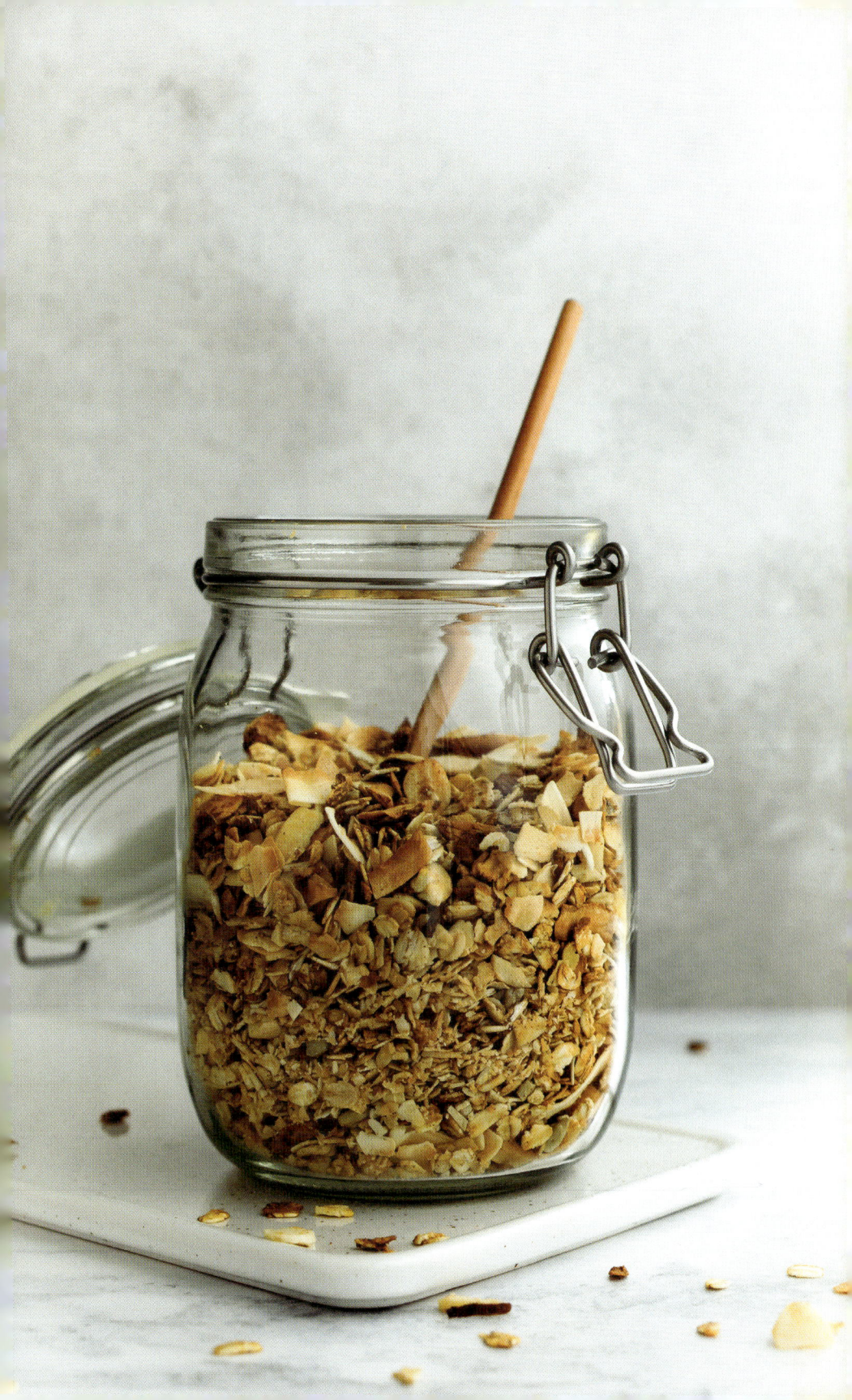

Saladas e Sopas leves

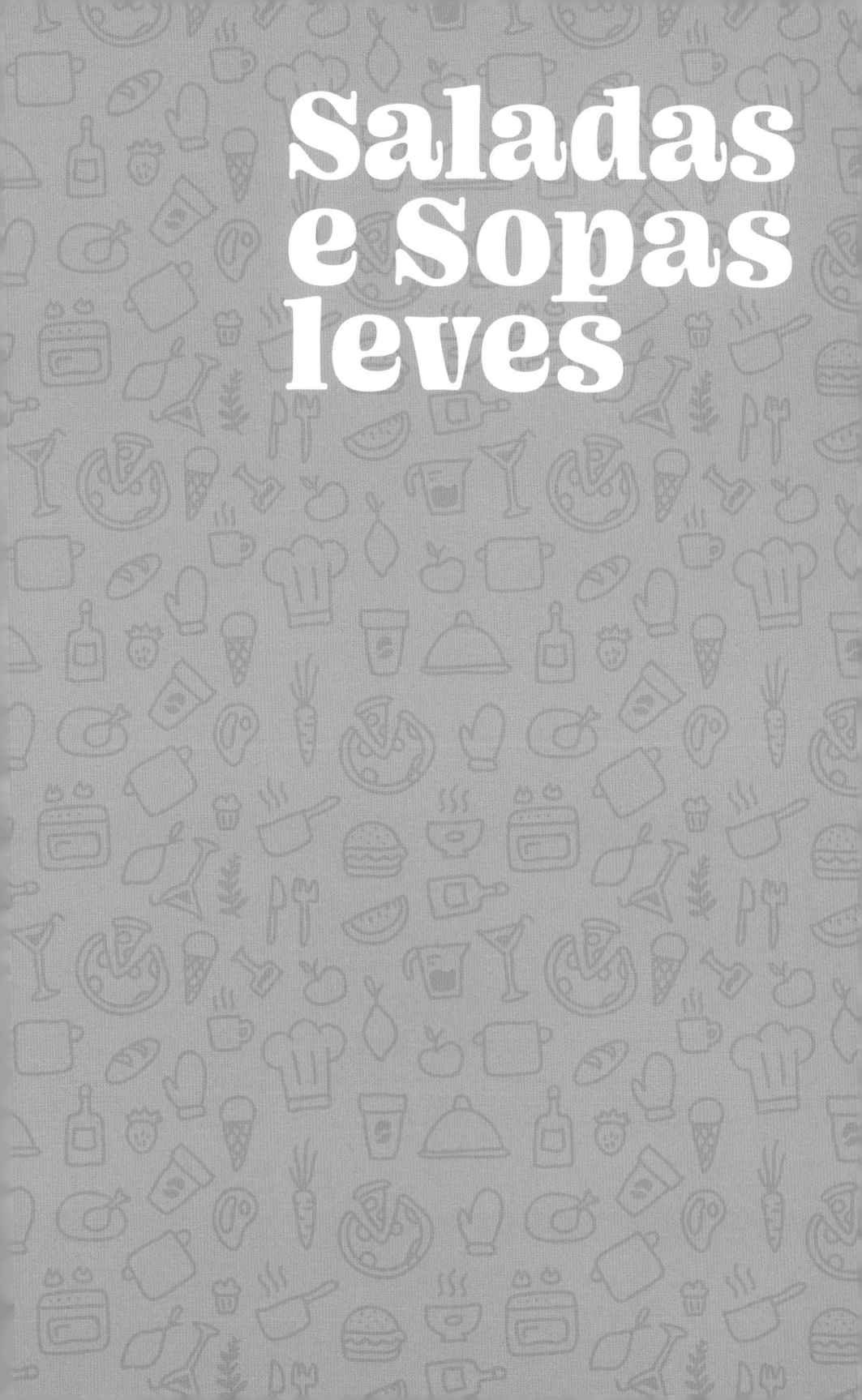

LEGUMES À PROVENÇAL

Eu amo essa receita de legumes à provençal. Foi uma das primeiras que eu preparei quando cursei gastronomia, e é bem parecida com o ratatouille francês, mas sem a adição do molho de tomate.

Preparo: 13 minutos
Tempo total: 38 minutos

Rende: 3 porções

Calorias: 177
(por porção)

---

2 berinjelas (350 g)

2 abobrinhas italianas

3 tomates

1 pimentão

1 cebola branca

1 dente de alho

2 colheres (sopa) de manjericão fresco, picado

1 colher (sopa) de tomilho fresco, picado

2 colheres (sopa) de azeite de oliva

Pimenta do reino a gosto

Sal a gosto

---

1. Preaqueça o forno a 180 °C.

2. Lave e corte as berinjelas e as abobrinhas em rodelas. Retire as sementes dos tomates e do pimentão, corte-os em rodelas. Salpique um pouco de sal, pimenta nos legumes e reserve.

3. Corte a cebola em cubos e pique o alho. Na frigideira, coloque um fio de azeite e refogue (fogo médio) a cebola por 2 minutos. Adicione o alho, o manjericão e o tomilho fresco picado. Mexa bem por 1 minuto.

4. Em um recipiente que vá ao forno, adicione a cebola refogada com os temperos e espalhe no fundo.

5. Arrume as rodelas dos legumes no refratário lado a lado, alternando cada um deles. Por exemplo: uma rodela de berinjela, abobrinha, tomate e pimentão, repita até preencher todo o refratário.

6. Leve ao forno por 25 minutos e sirva em seguida.

Por porção: Proteína: 3,8 g / Carboidratos: 20,8 g / Gordura: 10 g / Fibras: 6,7 g

DICA

Você pode substituir e adicionar mais legumes.

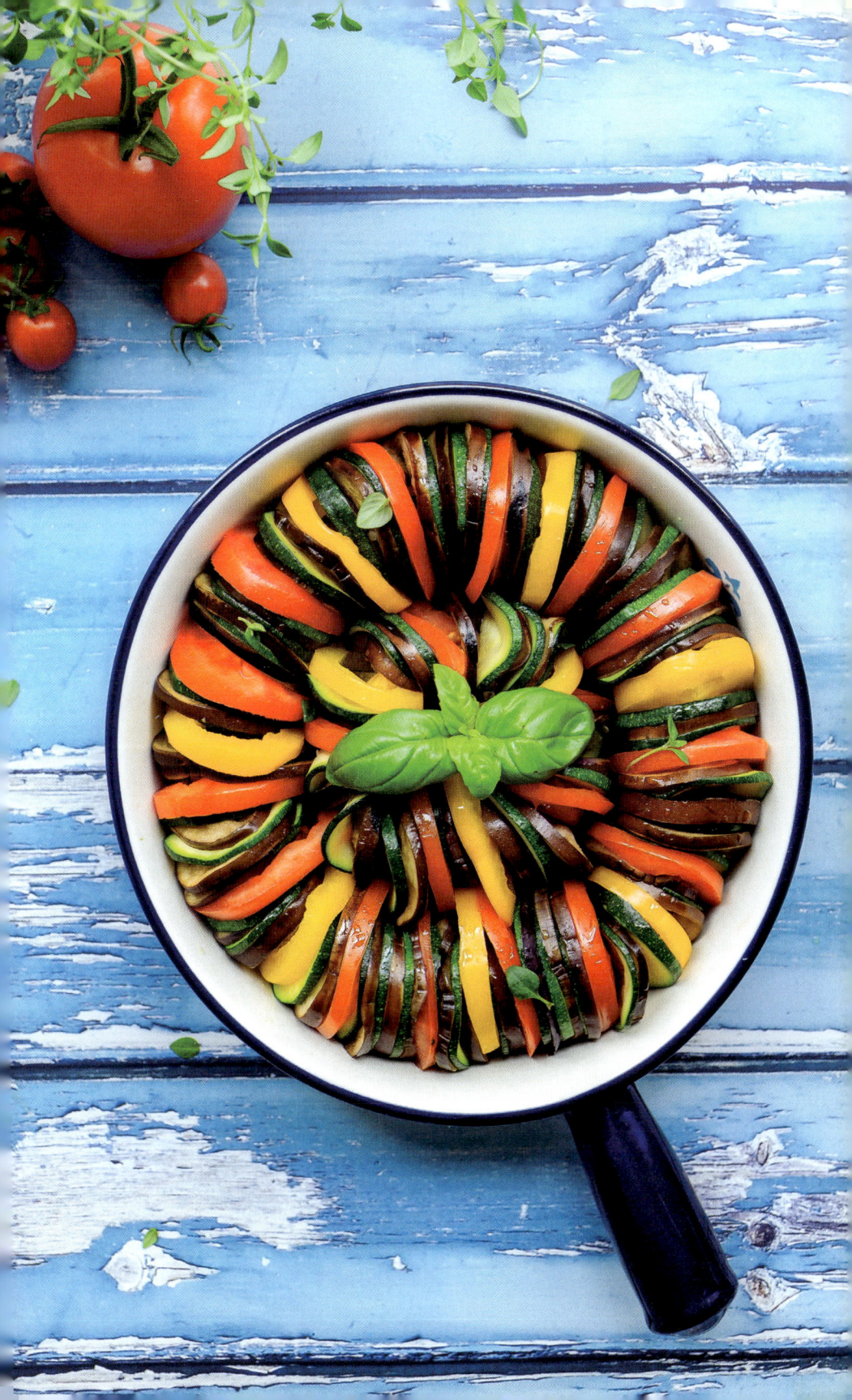

SALADA DE BRÓCOLIS

Essa salada é fácil, prática e deliciosa. A técnica de assar os vegetais ajuda a intensificar o seu sabor de maneira bem prazerosa para o nosso paladar. Essa é uma ótima opção de acompanhamento nutritivo, saudável e cheio de fibras.

Preparo: 10 minutos
Tempo total: 25 minutos

Rende: 2 porções

Calorias: 186

- 1 cabeça de brócolis (100 g)
- 1 abobrinha com casca (124 g)
- 1 cenoura grande (128 g)
- 1 pimentão vermelho (149 g)
- 1 pimentão amarelo (186 g)
- 1 cebola (160 g)
- 1 colher (sopa) de azeite de oliva (15 mL)
- 1 colher (chá) de pimenta-do-reino moída (2 g)
- 1 colher (chá) de páprica doce (2 g)
- 1 colher (chá) de orégano desidratado (4 g)
- Sal a gosto

1. Preaqueça o forno a 180 °C. Unte uma assadeira com azeite e reserve.
2. Higienize os brócolis e separe os floretes. Corte a cenoura em formato palito, corte a abobrinha em cubos, corte os pimentões em tiras (retire as sementes) e corte a cebola em cubos maiores.
3. Coloque os vegetais cortados em uma tigela grande e adicione os temperos: orégano, pimenta-do-reino, páprica doce, sal a gosto e o azeite de oliva.
4. Mexa com as mãos para cobrir os vegetais com os temperos e espalhe todos em uma assadeira.
5. Leve para assar por 15 minutos no forno preaquecido.

Por porção: Proteína: 4,6 g / Carboidratos: 26,9 g / Gordura: 8 g / Fibras: 8 g

DICA

Você também pode substituir os brócolis por couve-flor ou pela couve-de-bruxelas, o tempo no forno pode variar.

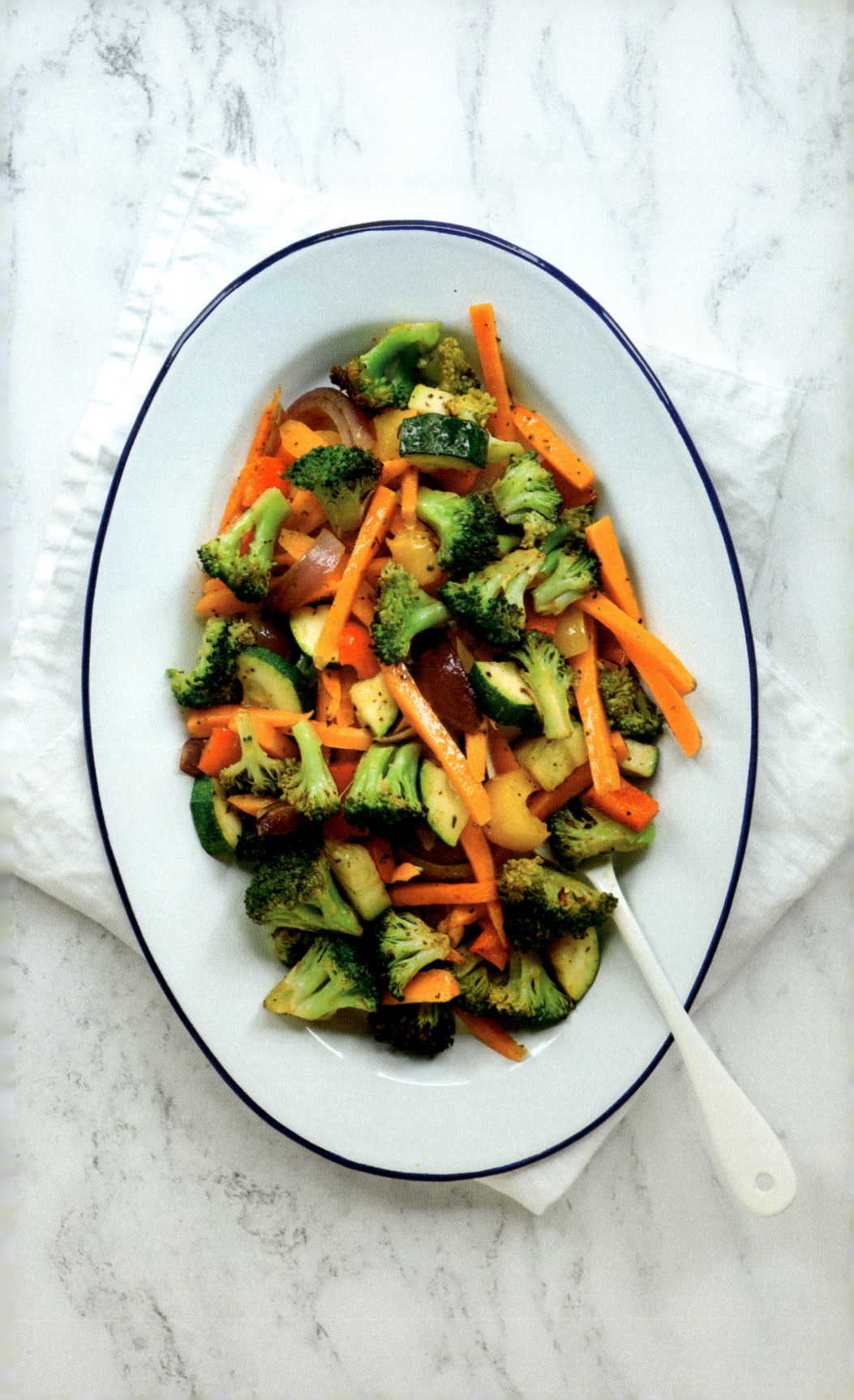

VINAGRETE DE MANGA

Esse vinagrete tem um delicioso sabor tropical. A manga pode ser facilmente adicionada em salada e combina bem com ingredientes ácidos como limão ou vinagre.

Preparo: 15 minutos   Rende: 2 porções   Calorias: 142

- 1 manga (165 g)
- 1 pepino médio (120 g)
- 1 tomate (100 g)
- 10 raminhos de salsinha fresca (20 g)
- 1 colher (sopa) de vinagre branco (15 mL)
- 1 colher (sopa) de azeite de oliva extravirgem (15 mL)
- 1 limão

1. Primeiro higienize e corte a polpa da manga em cubos pequenos; faça o mesmo com o pepino e corte em cubos, retire as sementes dos tomates e também corte em cubos. Pique a salsinha.
2. Em uma tigela, adicione todos os ingredientes (do passo 1) e esprema o limão com cuidado para não cair sementes.
3. Adicione o vinagre, o azeite de oliva extravirgem e mexa delicadamente.
4. Guarde na geladeira para apurar o sabor até a hora que for servir.

Por porção: Proteína: 2 g / Carboidratos: 19,7 g / Gordura: 7,6 g / Fibras: 2,9 g

DICA

Você pode preparar na noite anterior para o almoço do dia seguinte, fica ainda mais saboroso. Experimente degustar novos sabores substituindo a salsinha por coentro ou manjericão.

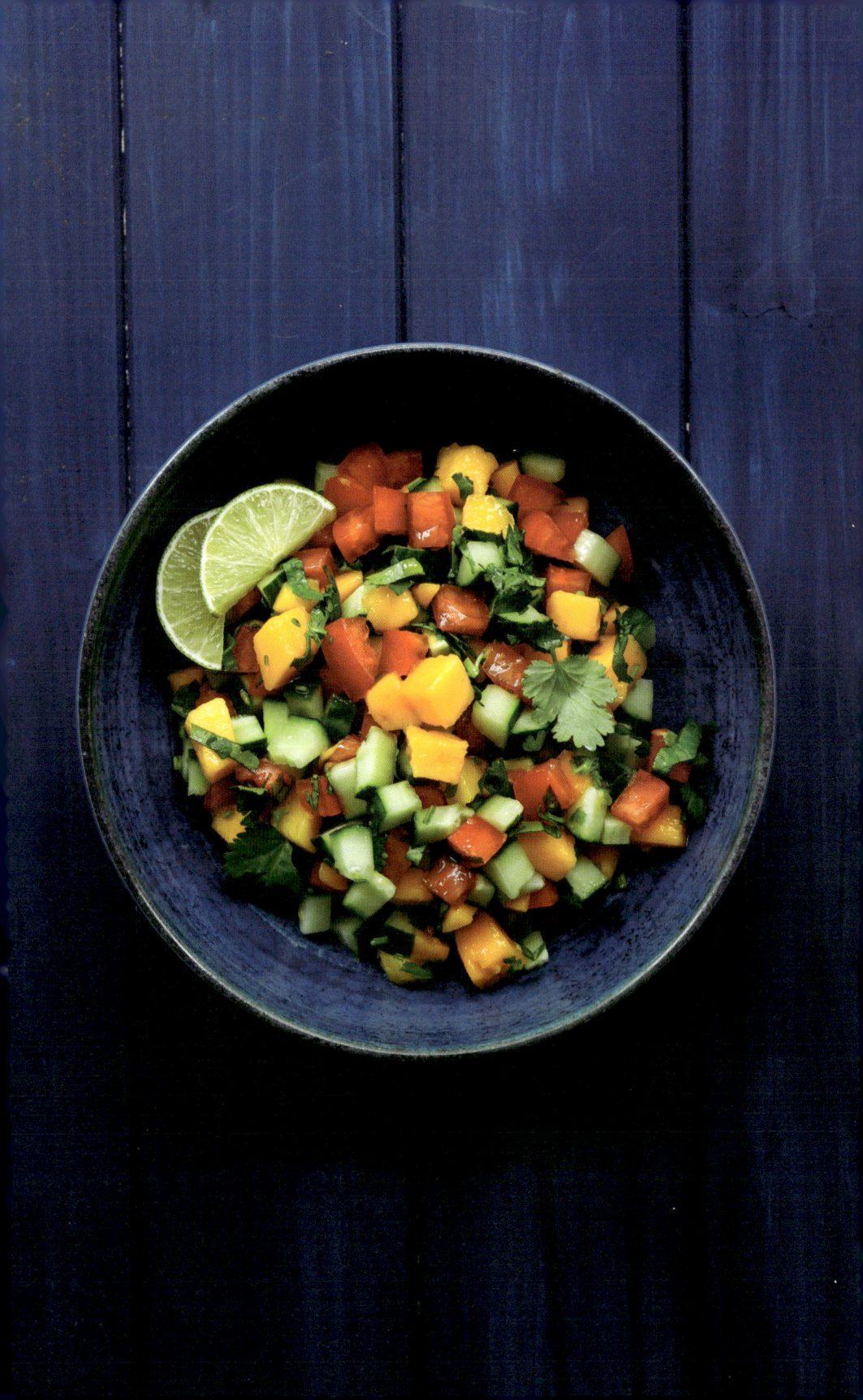

TABULE DE COUVE-FLOR

Essa é uma das minhas receitas favoritas, e se você me segue nas redes sociais já deve tê-la visto por lá. É uma salada simples, refrescante, nutritiva, de baixo índice glicêmico e deliciosa.

Preparo: 25 minutos　　Rende: 2 porções　　Calorias: 204

1 cabeça de couve-flor pequena (ou ½ se for grande)

1 cebola roxa

1 pepino japonês em cubos

5 tomates maduros médios

15 raminhos de salsinha

5 raminhos de hortelã

3 colheres (sopa) azeite de oliva extravirgem

1 limão

Sal e pimenta a gosto

1. Primeiro corte a cebola, o pepino e os tomates em cubinhos pequenos; de preferência retire as sementes do pepino e dos tomates.
2. Pique a salsinha e a hortelã em tirinhas finas.
3. Corte a couve-flor em pedaços grandes, lave em água corrente e seque com papel-toalha.
4. Em seguida coloque a couve-flor em um processador e use a tecla pulsar para triturar a couve-flor em pedaços bem pequenos. Ela também pode ser ralada em um ralador de cozinha.
5. Em uma tigela, acrescente a couve-flor triturada (ou ralada) e todos os vegetais em cubos e ervas picadas. Tempere a gosto com sal e pimenta, o suco de um limão espremido e o azeite de oliva extravirgem. Misture bem.
6. Sirva frio. Fica uma delícia.

Por porção: Proteína: 4,3 g / Carboidratos: 23,9 g / Gordura: 15 g / Fibras: 5,4 g

DICA

Outra alternativa no preparo da couve-flor é cozinhá-la no vapor até ficar macia (mas cuidado para não deixá-la muito mole), então rale ou coloque no processador para triturar em pedacinhos menores.

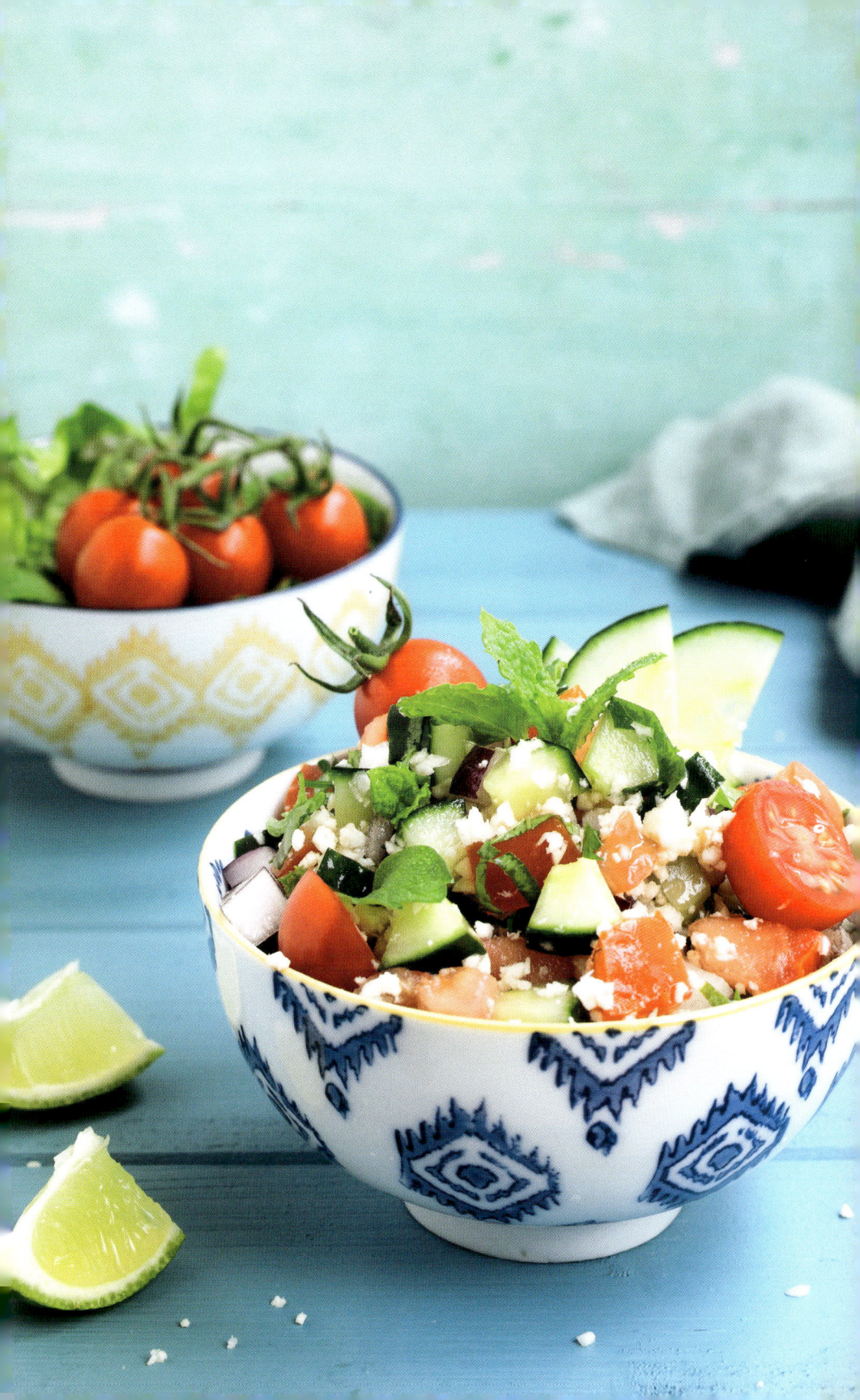

ROLINHOS DE BERINJELA COM COGUMELOS

Preparo: 24 minutos
Tempo total: 44 minutos

Rende: 9 rolinhos

Calorias: 186
(3 unidades)

Ingredientes

- 2 berinjelas (360 g)
- 1 e ½ xícara de cogumelos champignon (140 g)
- 1 chalota ou ½ cebola branca (90 g)
- 1 xícara de molho de tomate (250 mL)
- 2 tomates
- 2 colheres (sopa) de azeite de oliva (30 mL)
- 1 colher (sopa) de farinha de rosca ou "panko" (sobras de pão torrado)
- Manjericão fresco para decorar
- Sal a gosto
- **Opcional:** Pitada de noz-moscada

Modo de preparo

1. Preaqueça o forno a 180 °C.
2. Corte as berinjelas em fatias finas (0,5 cm) no sentido do comprimento e salpique um pouco de sal. Em uma frigideira com um fio de azeite (fogo médio), doure os dois lados de cada fatia. Reserve.
3. Para o recheio, pique a chalota (ou cebola) em cubos miúdos, os cogumelos e também os tomates descartando as sementes.
4. Em uma panela, adicione o azeite de oliva e refogue a chalota (ou cebola) por 2 minutos, acrescente os cogumelos, os tomates e mexa por 6 minutos.
5. Coloque uma fatia da berinjela (do passo 2) em um prato e adicione o recheio na metade da fatia. Enrole começando pela parte com o recheio e repita o processo com todas as outras.
6. Em uma assadeira, arrume cada rolinho recheado lado a lado.
7. Acrescente o molho de tomate, salpique uma pitada de noz-moscada por cima e a farinha de rosca (ou "panko").
8. Leve para assar por 20 minutos. Sirva quente.

Por porção: Proteína: 4,9 g / Carboidratos: 22,1 g / Gordura: 10,6 g / Fibras: 5,9 g

DICA

Chalota é um tipo de cebola em miniatura, muitas vezes compridinha e com um sabor mais delicado. Se você quiser uma versão sem glúten, experimente substituir a farinha de rosca por farinha de amêndoas.

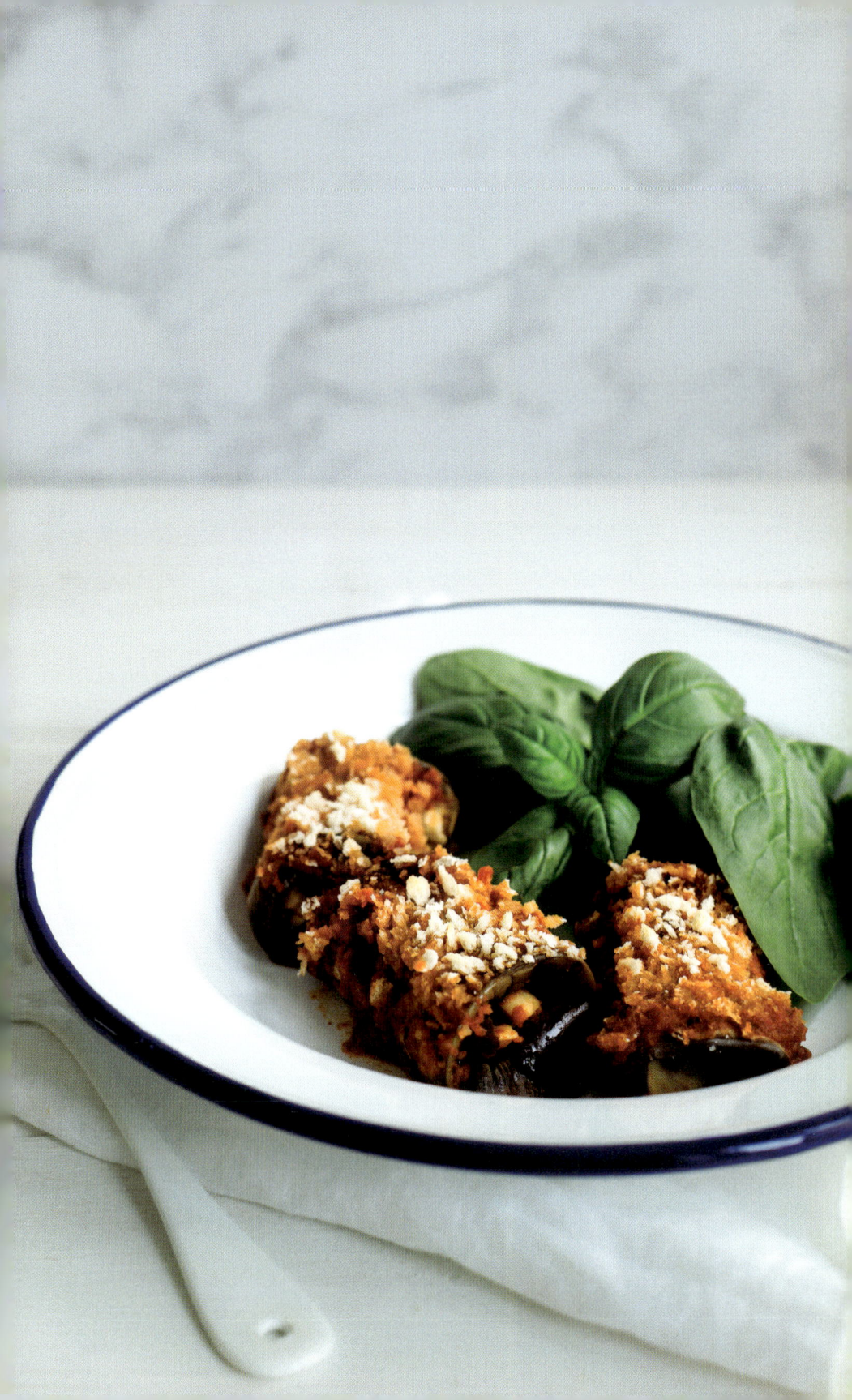

SOPA VERDE EMAGRECEDORA

Preparo: 10 minutos
Tempo total: 40 minutos

Rende: 2 porções

Calorias: 160

2 xícaras de caldo de legumes caseiro (500 mL) – receita na página 44.

1 xícara de água (250 mL)

1 cebola

2 batatas-doces (220 g)

1 maço de agrião

1 colher (chá) de sal (5 g)

1 colher (sopa) de azeite de oliva (15 mL)

Pimenta-do-reino a gosto

1. Lave, descasque as batatas-doces e corte-as em cubos médios.
2. Corte a cebola em cubos pequenos, coloque em uma panela (fogo médio) para refogar no azeite por 2 minutos.
3. Na panela com a cebola refogada, acrescente as batatas-doces em cubos, o caldo de legumes, a água e deixe ferver até as batatas ficarem bem macias.
4. Adicione o sal, a pimenta a gosto e deixe o caldo cozinhando enquanto você prepara o agrião.
5. Lave as folhas e retire os talos grossos, pois são difíceis de triturá-los.
6. Adicione as folhas do agrião no caldo pronto e desligue o fogo.
7. Com cuidado, transfira para bater no liquidificador, mas deixe a tampa semiaberta para liberar o vapor enquanto bate. Ou bata com um mixer de mão para engrossar o caldo (na própria panela).
8. Sirva imediatamente.

Por porção: Proteína: 3,4 g / Carboidratos: 37,5 g / Gordura: 0,2 g / Fibras: 5,4 g

DICA

Você também pode usar um tablete de caldo de legumes dissolvido em 500 mL de água quente. Se quiser, experimente substituir a batata-doce por inhame e mandioquinha. Você pode congelar essa sopa por até duas semanas.

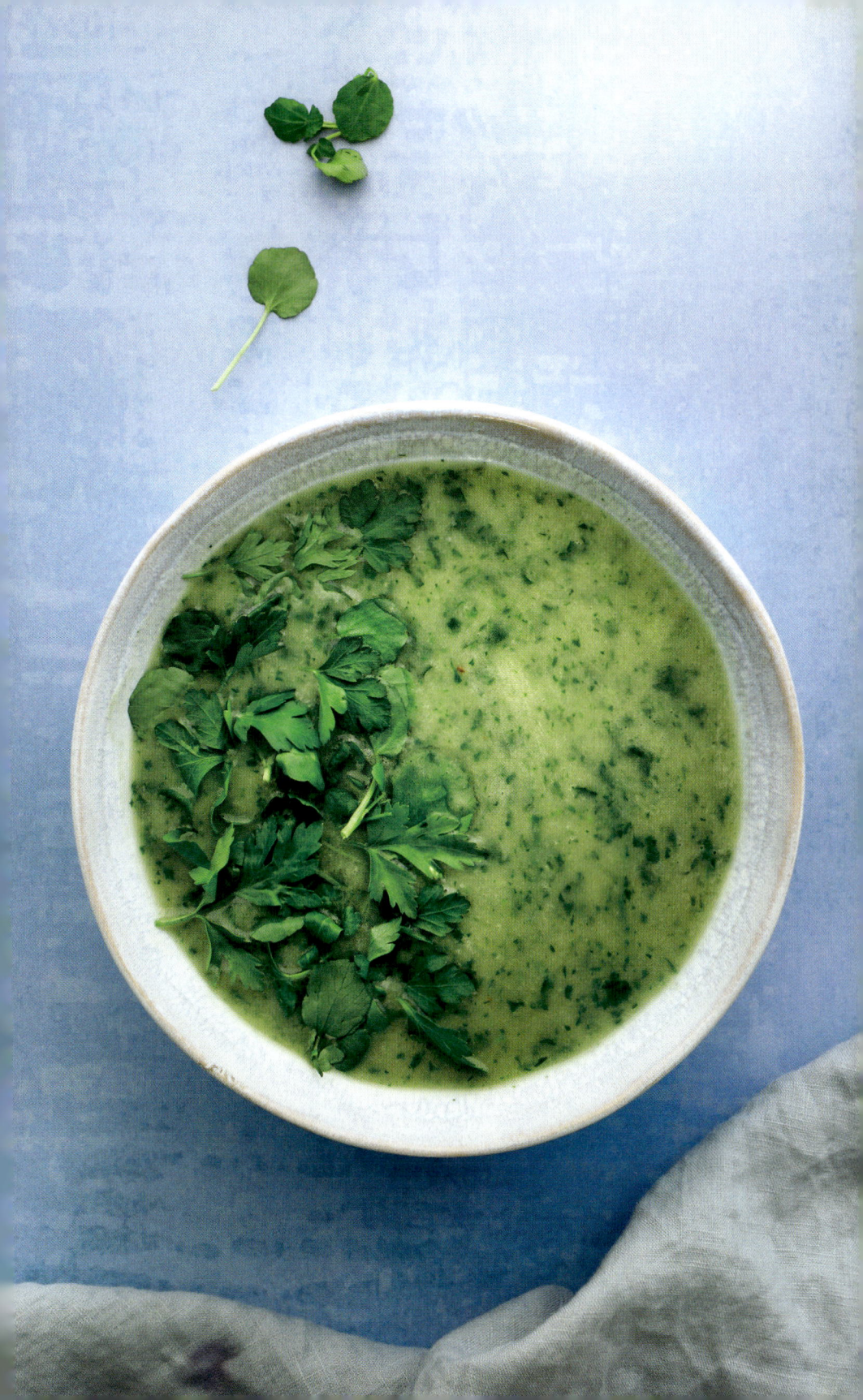

VAGEM COM MISSÔ E GENGIBRE

Um acompanhamento diferente com sabor oriental, o missô tem um delicioso aroma umami que desperta nosso paladar, e a combinação com o gengibre deixa essa receita ainda melhor.

Preparo: 15 minutos | Rende: 2 porções | Calorias: 124

---

250 g de vagem

2 colheres (sopa) de água (30 mL)

1 colher (sopa) de pasta de missô (17 g)

1 colher (sopa) de molho tamari (ou shoyu escuro ou shoyu de coco) (15 mL)

1 colher (chá) de gengibre fresco ralado

Opcional: 1 colher (sopa) de azeite de oliva extravirgem (15 mL)

1. Corte as pontas da vagem e leve para cozinhar em água por 8 minutos ou até ficarem macias.
2. Misture os outros ingredientes em uma tigela e mexa até dissolver o missô.
3. Cubra a vagem com o molho e sirva imediatamente.

Por porção: Proteína: 4,3 g / Carboidratos: 12 g / Gordura: 7,8 g / Fibras: 4 g

DICA

Não cozinhe demais a vagem; o ideal é que ela fique al dente, ou seja, não muito mole, mas mesmo assim cozida. O missô não precisa dissolver por completo, mas tente incorporá-lo bem ao molho. Essa receita não precisa de adição de sal, pois o shoyu e o missô contêm sal. Você pode substituir a vagem por brócolis, kale (couve-de-folhas ou *cavolo nero* (couve da toscana).

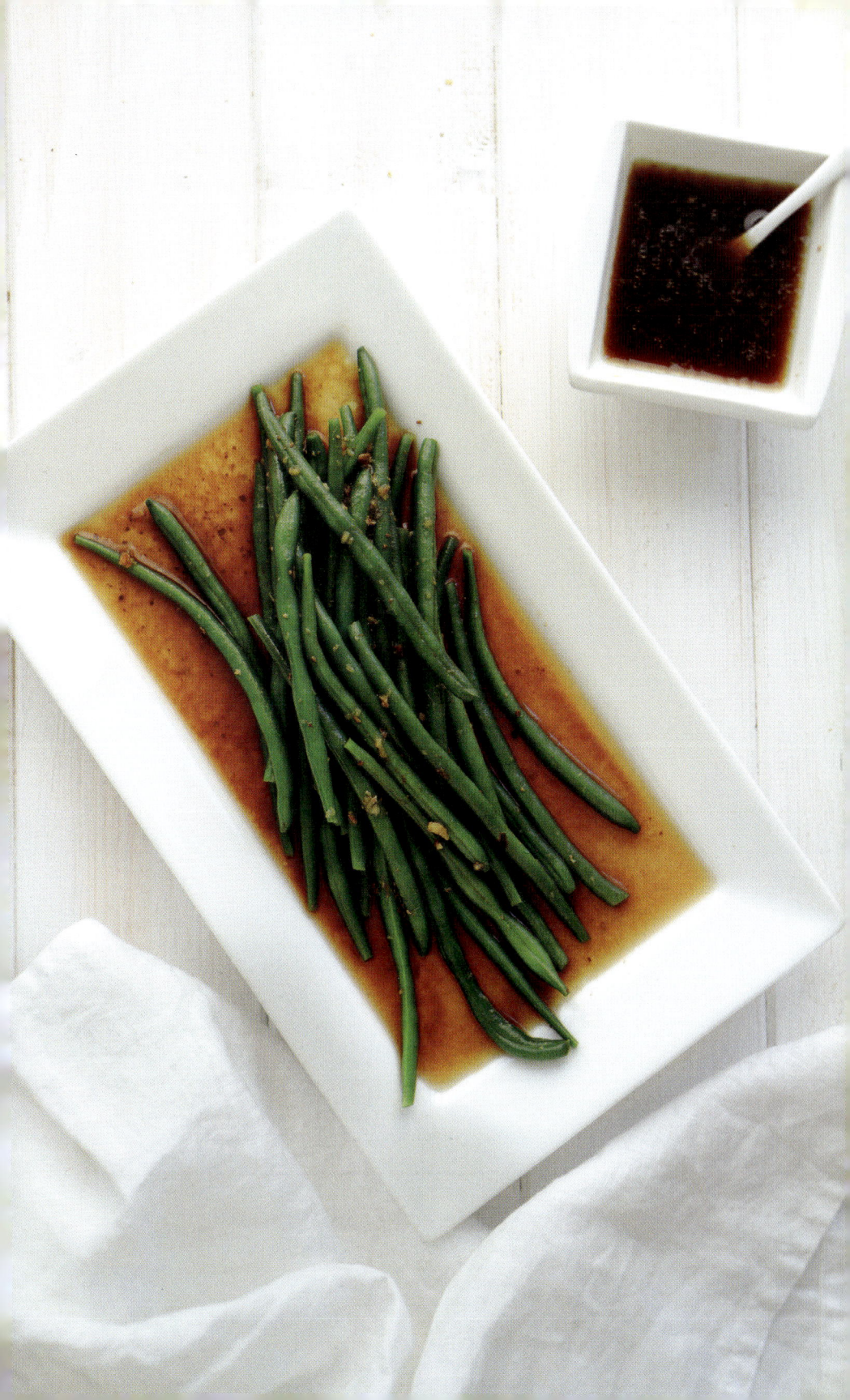

CARPACCIO DE BETERRABA E PALMITO

Preparo: 40 minutos Rende: 2 porções Calorias: 253

3 beterrabas

1 xícara de palmito (145 g)

½ pepino

¼ xícara de endro fresco picado

1 limão

2 colheres (sopa) de azeite de oliva extravirgem (30 mL)

½ colher (chá) de sal

1. Lave e coloque as beterrabas para assar no forno até ficarem macias.
2. Corte o palmito em rodelas, retire as sementes do pepino e corte-o em rodelas finas.
3. Espere as beterrabas esfriarem e, com cuidado, descasque-as e corte-as em rodelas.
4. Espalhe por um prato de salada as beterrabas, o pepino e o palmito sempre alternando.
5. Para o molho, esprema o limão em uma tigela, adicione o azeite, o sal e mexa bem.
6. Jogue por cima do carpaccio e finalize com o endro picado.

Por porção: Proteína: 6,6 g / Carboidratos: 28,8 g / Gordura: 15,1 g / Fibras: 8,5 g

DICA

Você pode montar a salada apenas antes de servir, pois as beterrabas podem manchar os outros ingredientes. Você pode substituir o limão por vinagre balsâmico.

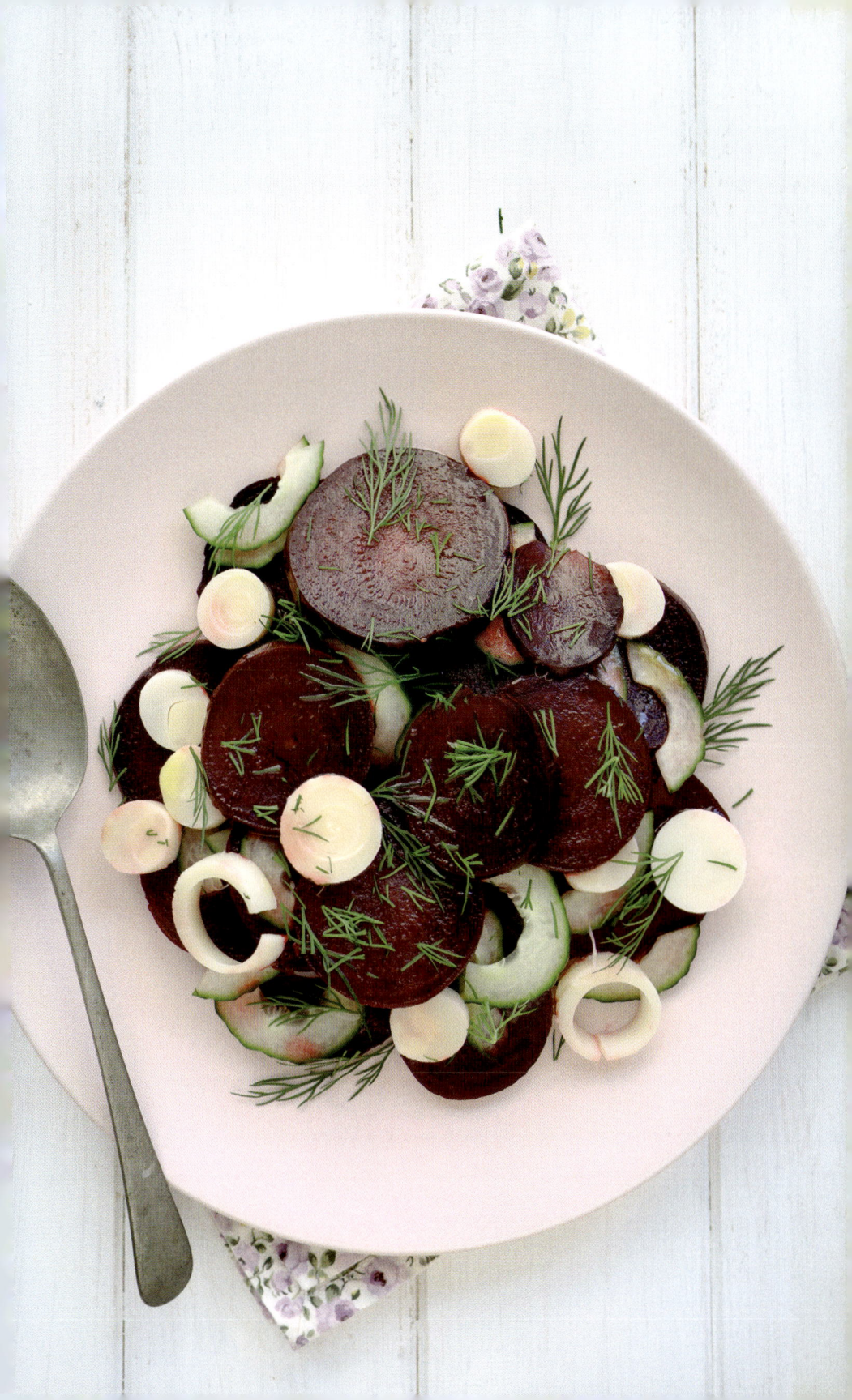

SALADA DE FEIJÃO-FRADINHO

O feijão-fradinho combina muito bem como um ingrediente em saladas frias e refrescantes.

Preparo: 25 minutos   Rende: 4 porções   Calorias: 215

- 300 g de feijão-fradinho cozido
- 2 tomates
- 2 talos de salsão
- 10 raminhos de coentro
- 1 colher (chá) de pimenta-do-reino
- 1 colher (chá) de sal
- 2 colheres (sopa) de azeite de oliva extravirgem
- 2 limões

1. Limpe, retire as sementes dos tomates e corte-os em cubinhos. Corte os talos de salsão em rodelas finas e também pique o coentro.

2. Em uma saladeira, adicione o feijão-fradinho cozido, os tomates, o salsão e o coentro, tempere com sal e pimenta-do-reino moída.

3. Acrescente o azeite de oliva por cima e esprema o suco dos limões (com cuidado para não cair sementes). Mexa delicadamente para misturar os ingredientes.

4. Deixe na geladeira até a hora de servir.

Por porção: Proteína: 8,2 g / Carboidratos: 32,5 g / Gordura: 8 g / Fibras: 8,8 g

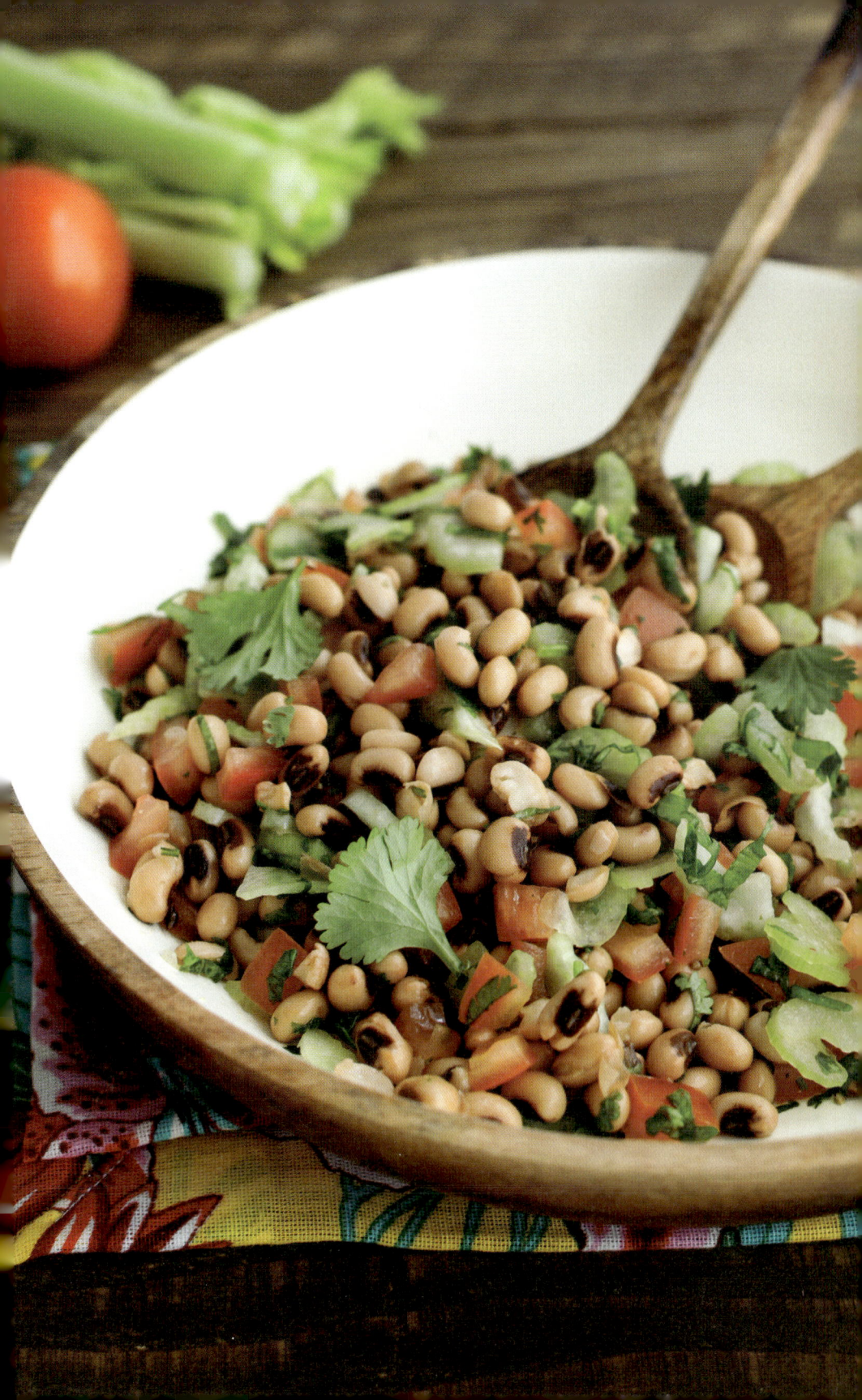

SALADA MEDITERRÂNEA COM GRÃO-DE-BICO

Preparo: 22 minutos Rende: 4 porções Calorias: 239

2 xícaras de grão-de-bico cozido

1 pepino

2 tomates

½ xícara de azeitona preta

¼ xícara de salsinha fresca picada

80 g de queijo feta

1 colher (sopa) de azeite de oliva

1 limão

1 colher (chá) de pimenta-do-reino

Sal a gosto

1. Retire as sementes dos tomates e dos pepinos e corte-os em cubos.
2. Em uma tigela (ou saladeira), acrescente os tomates cortados, o pepino, as azeitonas, a salsinha picada e o grão-de-bico cozido.
3. Tempere com azeite de oliva, esprema o limão, adicione a pimenta-do-reino e sal a gosto. Mexa para temperar esses ingredientes.
4. Para finalizar, adicione o queijo feta cortado em cubos e mexa delicadamente.
5. Sirva em seguida ou guarde em uma vasilha com tampa na geladeira por até 3 dias.

Por porção: Proteína: 9,8 g / Carboidratos: 26 g / Gordura: 11,8 g / Fibras: 7,1 g

DICA

Caso não encontre o queijo feta, substitua por outro queijo branco, como o coalho ou até mesmo o frescal de Minas. Faça experiências na sua cozinha e escolha aquele de que mais gostar. Não adicione muito sal nessa receita, devido a presença dos queijos. Experimente, também, adicionar mais limão.

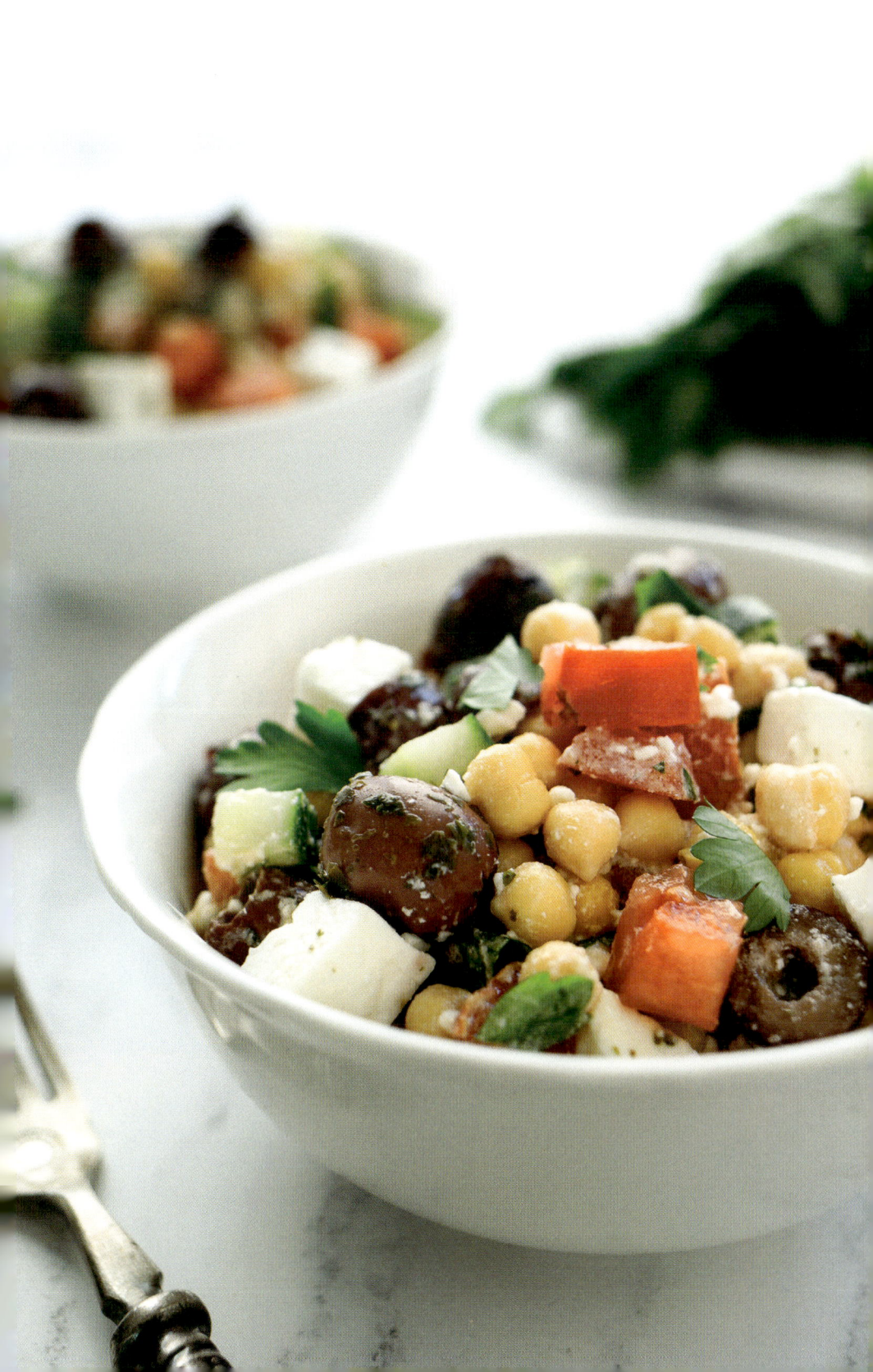

SOPA DE CENOURA COM GENGIBRE

Preparo: 35 minutos   Rende: 2 porções   Calorias: 387

- 5 cenouras
- 2 tomates
- 700 mL de caldo de legumes caseiro
- 2 dentes de alho picados
- 1 folha de louro
- 1 colher (sopa) de gengibre fresco ralado
- 1 colher (chá) de páprica doce
- 1 colher (chá) de sal
- 1 colher (chá) de azeite
- Pimenta-do-reino a gosto

1. Primeiro tire a pele das cenouras e corte-as em rodelas, depois retire as sementes dos tomates e corte-os em pedaços.
2. Em uma panela, coloque o azeite e o alho picado e refogue por 1 minuto. Acrescente a cenoura, os tomates, a páprica e mexa por 2 minutos para refogar com o alho.
3. Adicione o caldo de legumes, a folha de louro e deixe cozinhando até amolecer a cenoura.
4. Retire a folha de louro, coloque o gengibre ralado, tempere com a pimenta-do-reino e sal e desligue o fogo.
5. Transfira para um liquidificador ou use um mixer de mão direto na panela, e bata para encorpar a sopa.
6. Sirva em seguida com um pouco de azeite por cima.

Por porção: Proteína: 13,3 g / Carboidratos: 87,8 g / Gordura: 2 g / Fibras: 14,4 g

DICA

Separe em potes com tampa e mantenha na geladeira por até 3 dias. Pode congelar por duas semanas. Se você não é intolerante à lactose, pode servir essa sopa com creme de leite por cima.

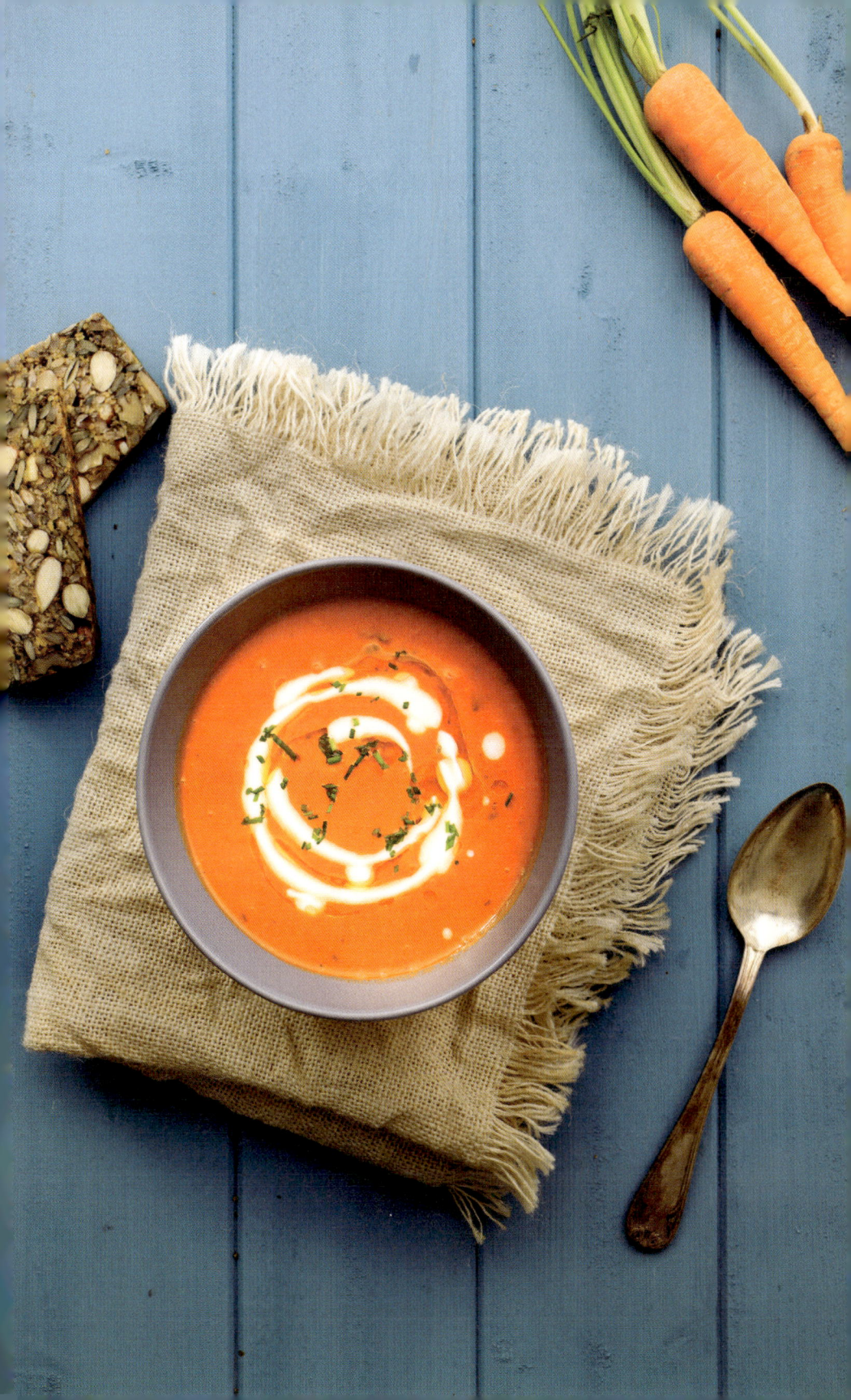

BATATA-DOCE ASSADA COM SALSA VERDE

Você pode estar se perguntando: batata-doce na cor laranja? *Sim, amo usar essa batata-doce laranja por ter um sabor ainda mais adocicado e combinar superbem com a salsa verde. Mas não se preocupe porque com a batata-doce branca fica uma delícia também, experimente.*

Preparo: 30 minutos | Rende: 4 porções | Calorias: 163

2 batatas-doces médias

10 raminhos de tomilho fresco

10 raminhos de salsinha fresca

10 folhas de manjericão fresco

10 folhas de estragão fresco

1 colher (sopa) de azeite extravirgem

1 colher (sopa) de vinagre (pode ser de maçã)

1 limão

Sal a gosto

Opcional: 1 dente de alho picado

1. Lave bem as batatas e corte-as ao meio. Arrume-as em uma assadeira e leve para assar por 30 minutos ou até ficarem macias. Enquanto assam, prepare o molho.

2. Separe as folhinhas do tomilho, do estragão, o manjericão e a salsinha. Lave as ervas e seque com um papel-toalha e, em seguida, pique todas.

3. Coloque as ervas picadas em uma tigela pequena, o alho (opcional), esprema o limão, adicione o azeite, o vinagre e mexa.

4. Se preferir, reajuste o sabor do molho com o sal e adicione mais limão.

5. Sirva por cima das batatas-doces.

Por porção: Proteína: 4,5 g / Carboidratos: 31 g / Gordura: 4,1 g / Fibras: 4,4 g

DICA

Guarde a salsa na geladeira enquanto as batatas estiverem assando, isso ajuda a apurar melhor o sabor das ervas. Você pode substituir a batata-doce por abóbora, batata-inglesa ou batata yacon.

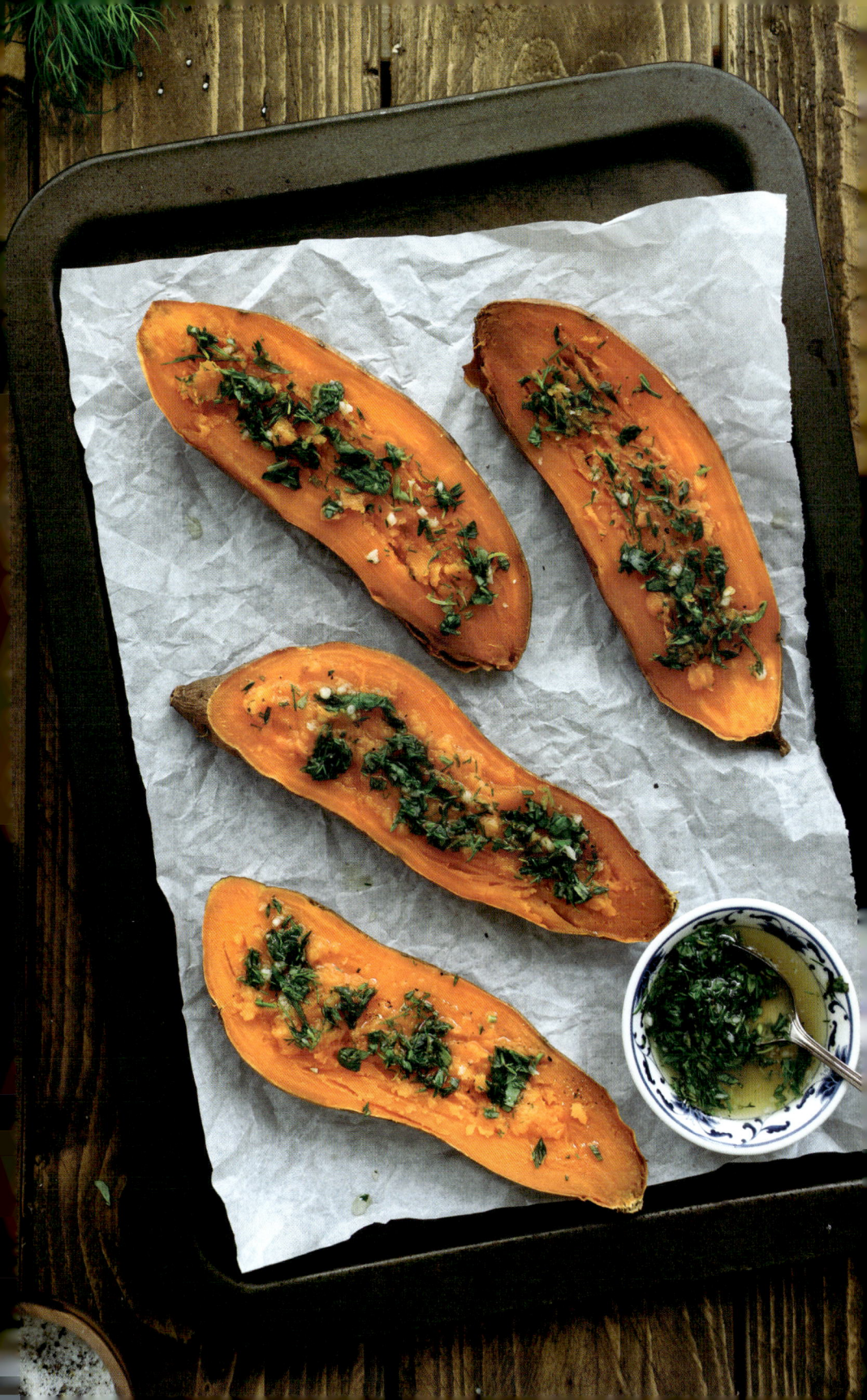

MOLHOS PARA SALADAS

Molho de avocado
🌢 Calorias: 121

½ xícara da polpa de um avocado hass (ou abacate)
1 colher (sopa) de azeite de oliva extravirgem (15 mL)
¼ xícara de coentro ou salsinha picada
2 limões
Sal e pimenta-do-reino a gosto
Opcional: Água para afinar a consistência

1. Primeiro, amasse o avocado com um garfo.
2. Depois, acrescente o azeite, o coentro picado (ou salsinha), esprema os limões e tempere com sal e pimenta a gosto. Mexa até ficar homogêneo e prove para reajustar o sabor com mais sal e pimenta se for necessário.
3. Alternativamente: bata todos os ingredientes em um miniprocessador. Se estiver muito firme, adicione 1 a 2 colheres (sopa) de água para melhorar a consistência.

Molho de mostarda balsâmico
🌢 Calorias: 175

2 colheres (sopa) de vinagre balsâmico
1 colher (chá) de mostarda dijon
1 colher (sopa) de azeite de oliva extravirgem
Sal e pimenta-do-reino a gosto
2 colheres (sopa) de água (30 mL)
1 colher (chá) de mel (para reduzir a acidez)

1. Coloque os ingredientes em uma tigela pequena e mexa com uma colher até dissolver a mostarda. Se estiver ácido para o seu paladar, ajuste adicionando mel. Sirva por cima de sua salada favorita.

Molho de mostarda e mel
🌢 Calorias: 161

90 g de iogurte natural
1 colher (chá) de mostarda dijon
1 colher (sopa) de mel
1 limão (use 2 se forem pequenos)
Sal e pimenta-do-reino a gosto

1. Em uma tigela pequena, coloque o iogurte, a mostarda, o mel, esprema o limão e mexa. Tempere com sal e pimenta a gosto, prove e vá ajustando a sabor de acordo com a sua preferência.

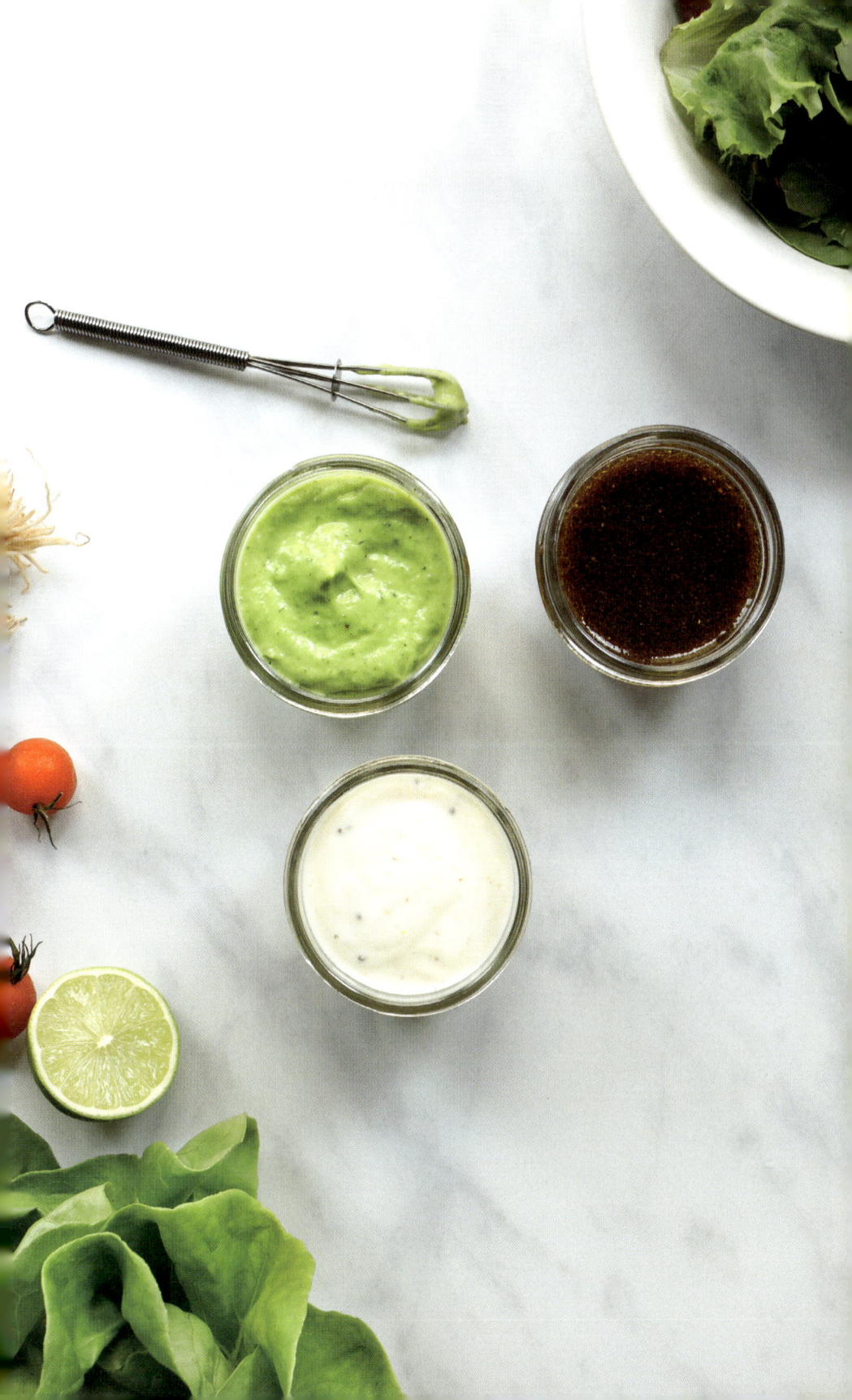

Almoço e Jantar

CAFTAS COM MOLHO DE IOGURTE

Preparo: 18 minutos
Tempo total: 43 minutos

Rende: 8 caftas

Calorias: 143
(2 unidades)

Caftas:

300 g de carne magra moída (patinho ou outra)

2 dentes de alho

1 cebola (180 g)

10 raminhos de hortelã (fresca)

10 raminhos de salsinha

1 colher (chá) de cominho em pó

2 colheres (chá) de sal

1 colher (chá) de pimenta-do-reino

1 colher (sopa) de azeite de oliva (15 mL)

Molho:

80 g de iogurte natural ou skyr (sem açúcar)

50 g de pepino ralado com casca

1 colher (sopa) de endro picado

1 limão

Caftas:

1. Prepare a cebola cortando-a em cubos miúdos, pique a hortelã e a salsinha, amasse e pique os dentes de alho.
2. Em uma tigela, adicione a carne moída, os dentes de alho picados, a cebola, a hortelã, a salsinha, o cominho e tempere com sal e pimenta. Misture todos os ingredientes e divida em 8 porções.
3. Com as mãos, molde as caftas em formato oval e passe um pouco de azeite de oliva por elas; isso ajuda a não grudar quando for assar ou grelhar.
4. Coloque as caftas para assar no forno a 200 °C por 25 minutos ou grelhe em uma panela de grill.

Molho:

1. Em uma tigela, adicione o iogurte natural, o pepino ralado, o endro picado e esprema o suco do limão. Misture.
2. Sirva as caftas com o molho, saladas ou pão sírio.

DICA

Se preferir, você pode colocar as caftas moldadas em espetos pequenos. Se for usar uma panela de grill, deixe cozinhando em fogo médio, vire apenas quando estiver bem grelhado de um lado para a carne não grudar na panela. Você pode congelar as caftas já moldadas para preparar depois, mas prepare o molho apenas no dia que for consumir.

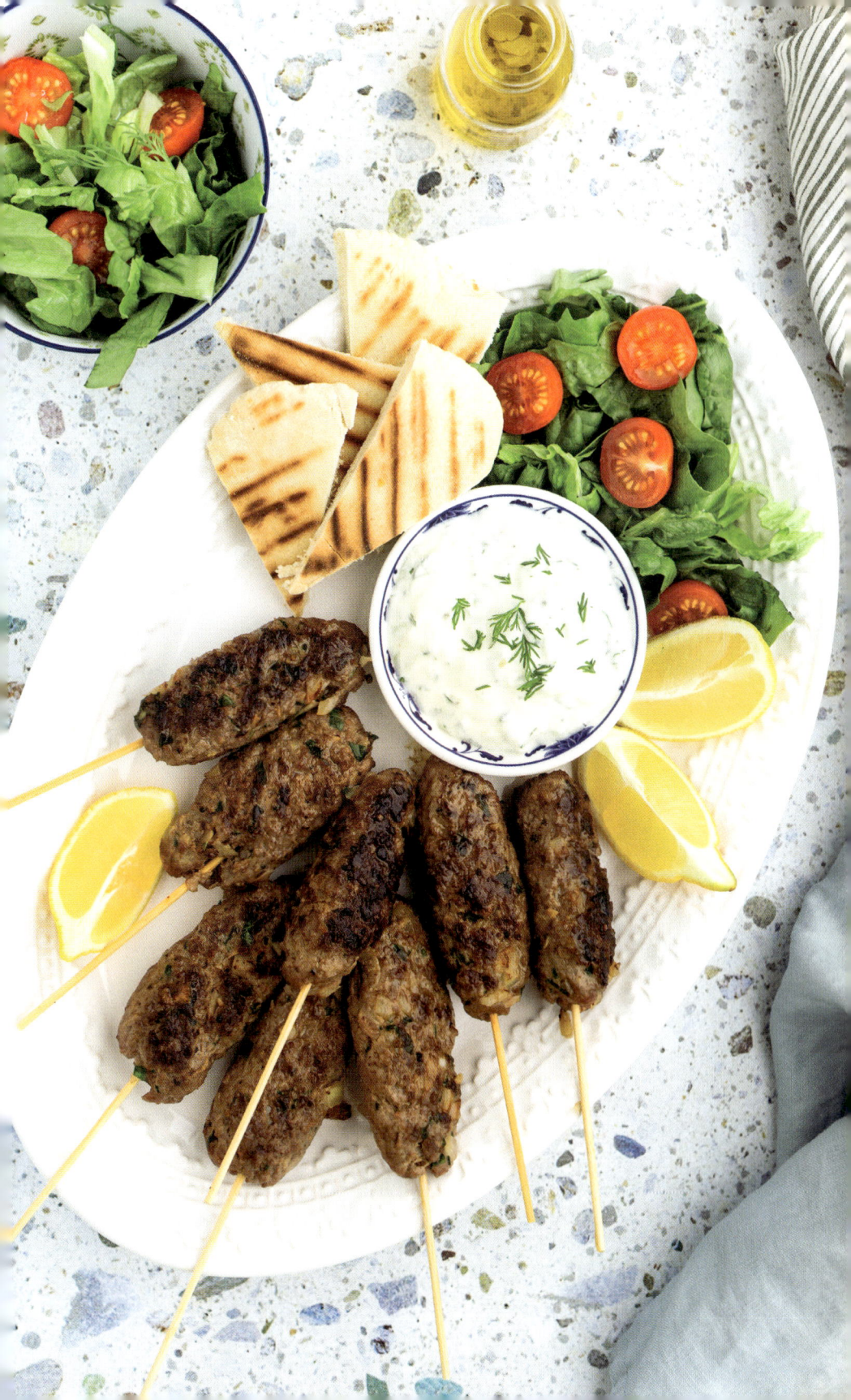

PEITO DE FRANGO RECHEADO COM ALHO-PORÓ

Preparo: 12 minutos
Tempo total: 42 minutos

Rende: 3 peitos de frango

Calorias: 151

---

3 peitos de frango (350 g)

1 xícara de alho-poró (150 g)

3 colheres (sopa) de ricota (130 g). Pode ser utilizada a receita da página 40.

2 colheres (sopa) de parmesão ralado (25 g)

2 colheres (chá) de páprica doce ou colorau (10 g)

2 dentes de alho (amassados)

2 colheres (chá) de sal

1 colher (sopa) de azeite de oliva (15 mL)

Pimenta-do-reino a gosto

---

1. Preaqueça o forno a 200 ºC.

2. Em uma tigela pequena, misture a páprica doce (ou colorau), os dentes de alho amassados, o azeite de oliva, uma colher (chá) de sal e a pimenta do reino a gosto. Reserve.

3. Abra cada peito de frango no sentido do comprimento. Tempere com a mistura preparada no passo 2.

4. Deixe descansando na geladeira por 10 minutos. Enquanto isso, prepare o recheio.

5. Corte o alho-poró em rodelas fininhas e coloque em uma tigela. Adicione a ricota, outra colher (chá) de sal e o queijo parmesão. Misture com uma colher e coloque o recheio dentro de cada peito de frango temperado.

6. Leve para assar por 30 minutos no forno preaquecido.

Por porção: Proteína: 10,5 g / Carboidratos: 8,9 g / Gordura: 8,7 g / Fibras: 1,6 g

DICA

Você pode substituir a ricota por cream cheese light.

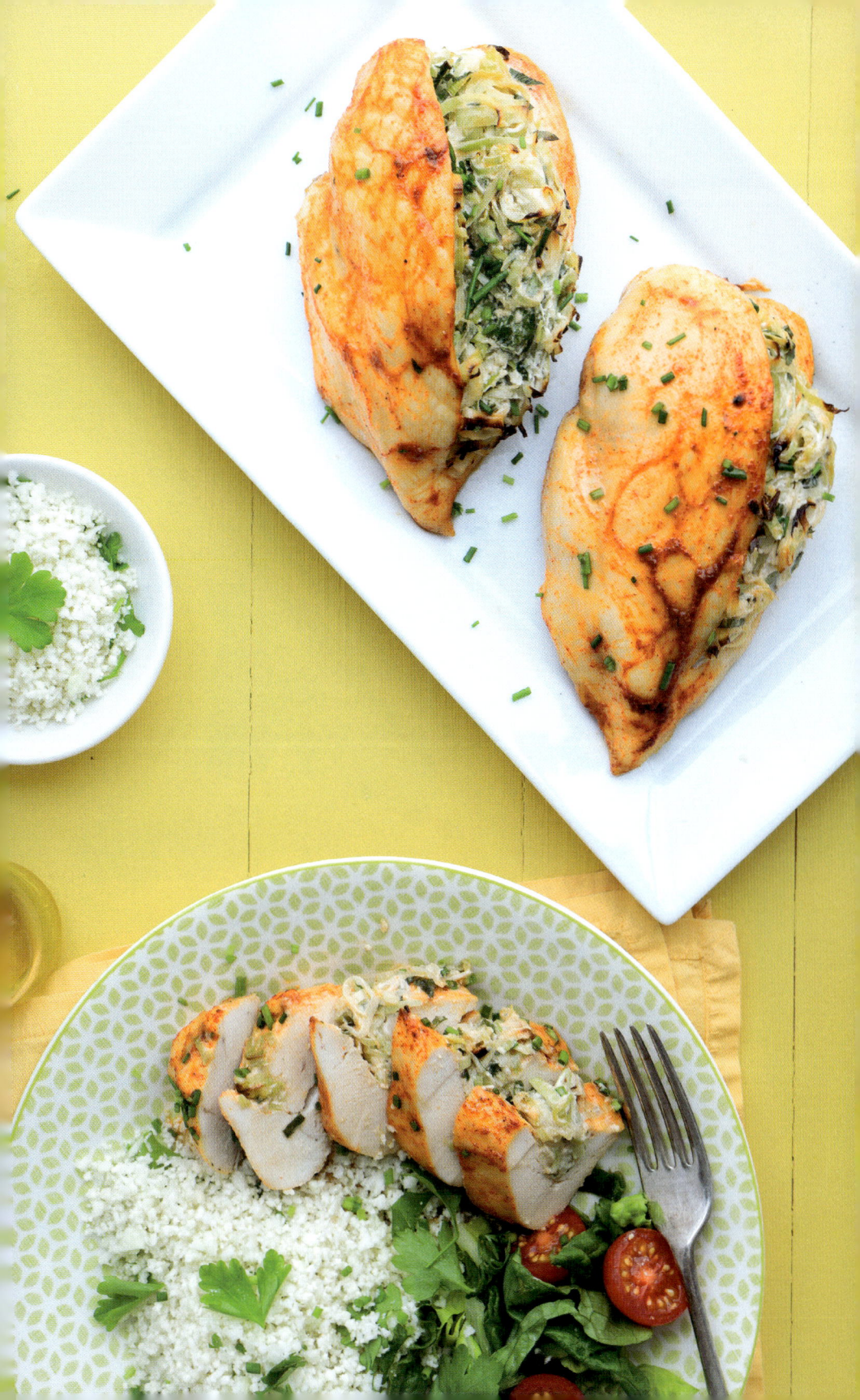

ESPETINHO DE QUEIJO COALHO

A preparação dessa receita é muito simples e versátil, porque pode ser feita no forno, no grill e até na churrasqueira.

Preparo: 12 minutos
Tempo total: 42 minutos

Rende: 3 espetinhos

Calorias: 185 (cada)

---

200 g de queijo coalho (ou queijo halloumi)

1 pimentão (qualquer cor)

1 abobrinha

1 cebola roxa

Palitos para churrasco

Opcional: Salada de rúcula para servir

1. Corte o queijo em cubos de 4 cm cada lado, a abobrinha em rodelas, o pimentão em quadrados de 4 cm e a cebola em cubos grandes.

2. Monte os espetinhos começando com um vegetal, um queijo, outro vegetal e outro pedaço de queijo, sempre alternando até finalizar.

3. Leve para grelhar em uma panela de grill e espere dourar cada lado. Alternativamente, asse no forno por 30 minutos a 200 ºC.

4. Sirva em seguida com folhas de rúcula temperadas com azeite e limão ou prepare outra salada de sua preferência.

Por porção: Proteína: 14,9 g / Carboidratos: 5,3 g / Gordura: 10,4 g / Fibras: 1 g

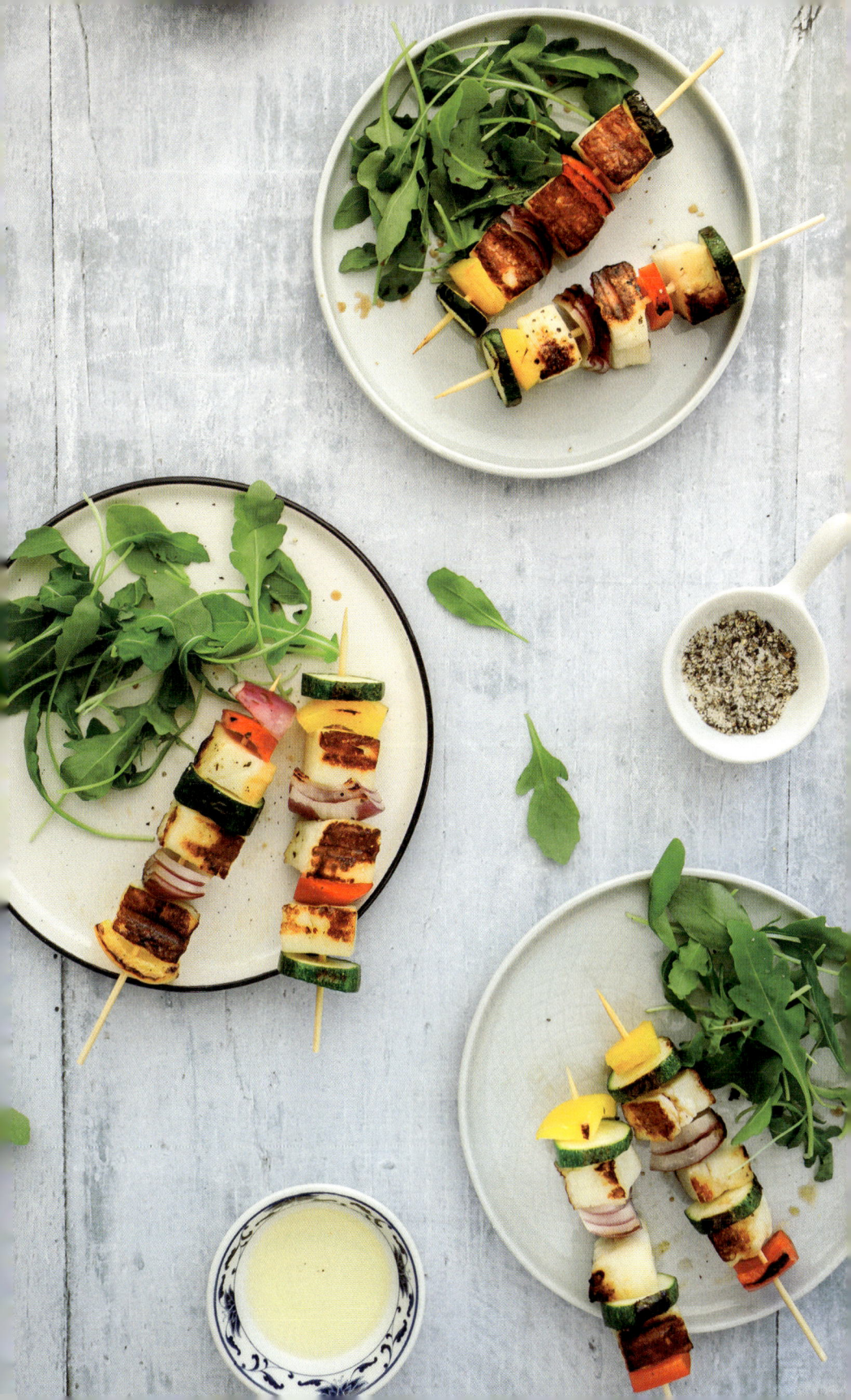

OVOS RANCHEIROS

Preparo: 20 minutos   Rende: 4 porções   Calorias: 152

- 1 colher (sopa) de azeite (15 mL)
- 1 cebola cortada em cubos
- 1 dente de alho amassado
- 1 xícara de molho pronto de tomate (250 mL)
- 1 colher (sopa) de orégano desidratado
- 4 ovos
- ¼ xícara de queijo muçarela, ralado ou em cubos (60 g)
- 1 colher (chá) de sal
- Pimenta-do-reino a gosto
- Salsinha e cebolinha para decorar

1. Em uma frigideira (no fogo médio), coloque o azeite e refogue a cebola por 2 minutos. Adicione o alho amassado e mexa por mais 1 minuto.
2. Acrescente o molho de tomate, o orégano, a pimenta, a metade do sal, mexa um pouco e tampe a frigideira.
3. Deixe cozinhando por 5 minutos até o molho começar a borbulhar.
4. Abra quatro espaços entre o molho, coloque o queijo nos espaços e adicione um ovo por cima (em cada espaço com o queijo). Tempere os ovos com o restante do sal e tampe para cozinhá-los por cima.
5. Se quiser uma gema mais durinha, abaixe o fogo e deixe cozinhando lentamente.
6. Sirva em seguida com salsinha ou cebolinha por cima.

Por porção: Proteína: 10,3 g / Carboidratos: 9,5 g / Gordura: 8,7 g / Fibras: 2,7 g

DICA

Você pode preparar o molho da página 46. Se preferir, você pode preparar os ovos em uma frigideira separada e transferi-los para o molho. Tampe e espere cozinhá-los um pouco mais no molho de tomate (cerca de 3 minutos).

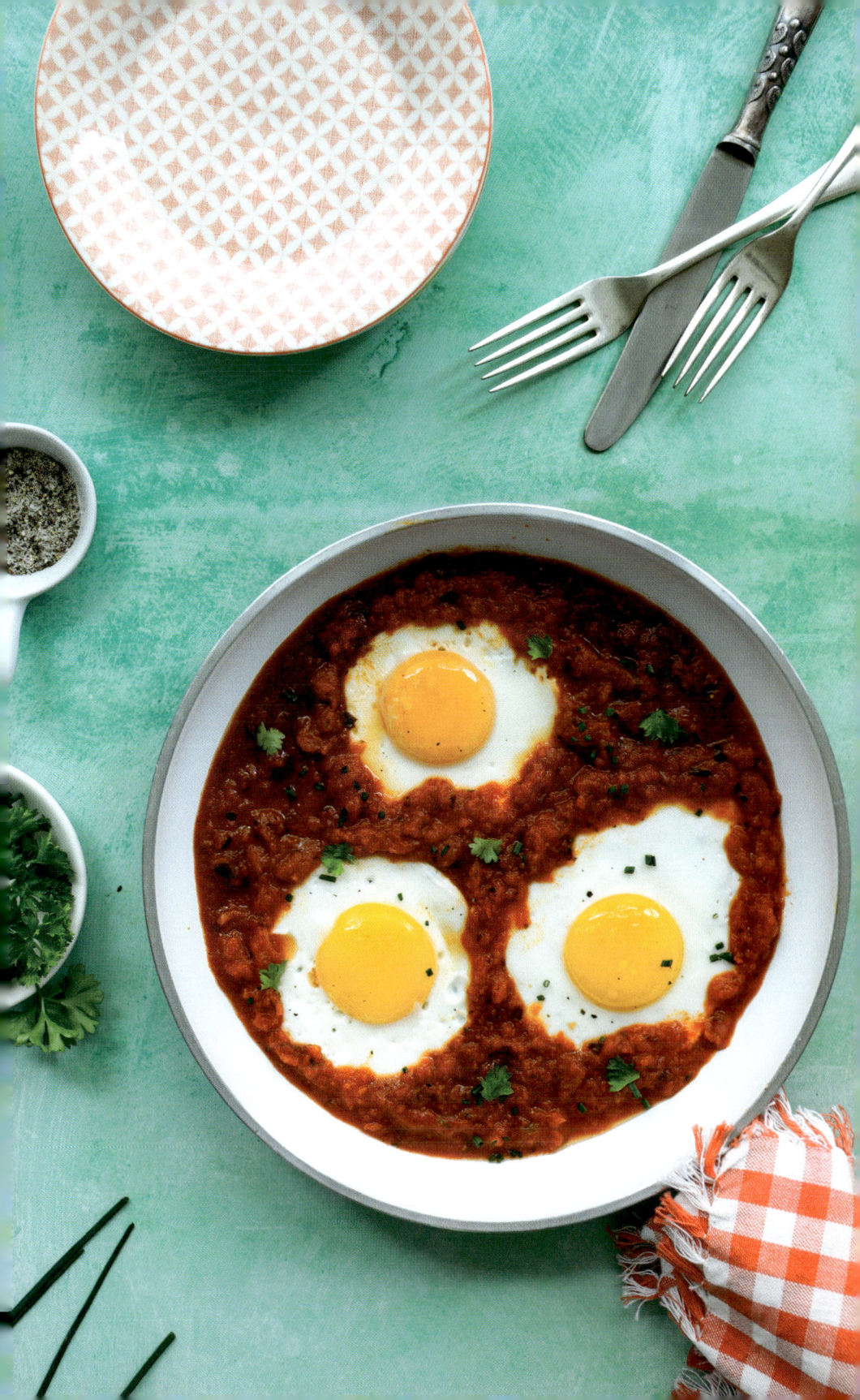

TACOS LOW-CARB

⏱ Preparo: 35 minutos   🍽 Rende: 6 tacos   🔥 Calorias: 393 (3 unidades)

Frango:
1 peça de peito de frango (263 g)
1 dente de alho
1 colher (chá) de páprica doce
1 colher (chá) de ervas desidratadas
1 limão
Sal e pimenta a gosto
1 colher (sopa) de azeite de oliva (15 mL)

Para o frango:
Corte o peito de frango em cubos e coloque em uma tigela. Acrescente o alho amassado, a páprica, as ervas desidratadas, tempere com sal e pimenta a gosto e esprema o limão. Misture e deixe na geladeira por 10 minutos para marinar.

1. Em uma frigideira, adicione o azeite de oliva e coloque o frango para refogar. Mexa de um lado para o outro e tenha certeza de que está bem cozido (cerca de 10 minutos).

Montagem:
1 cabeça de alface-romana
1 abacate
1 tomate
½ cebola roxa (opcional)

Montagem:
Lave bem as folhas da alface-romana e deixe escorrer.

1. Corte o abacate e o tomate em cubos pequenos, e a cebola em tiras fininhas.
2. Monte os tacos arrumando as folhas da alface como um barquinho. Coloque o abacate, o tomate, o frango refogado e as tiras da cebola.
3. Sirva com o molho por cima.

Molho verde:
⅓ xícara de iogurte natural (80 mL)
¼ xícara de folhas de coentro picadas
1 limão

Para o molho:
No processador ou com um mixer de mão, bata o iogurte natural com o coentro e o suco do limão espremido. Reserve para servir.

Por porção: Proteína: 33,2 g / Carboidratos: 25,2 g / Gordura: 19,7 g / Fibras: 9,7 g

> **DICA**
>
> *O iogurte natural não deve conter açúcar, e você pode fazer a receita de iogurte natural caseiro da página 42.*

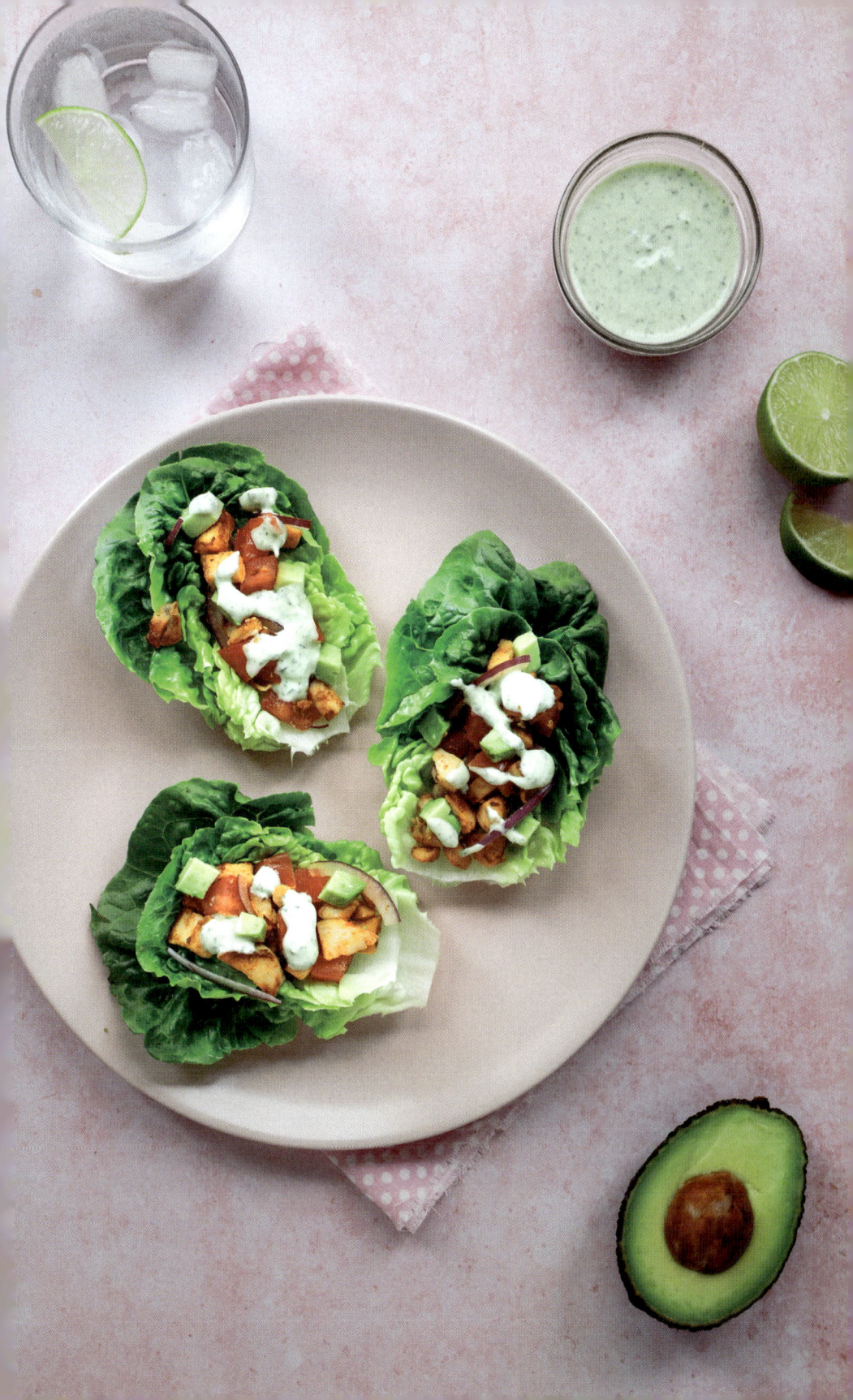

PIZZA VAPT-VUPT

Preparo: 10 minutos
Tempo total: 18 minutos

Rende: 1 pizza

Calorias: 273

1 pão integral para tortilla (ou wrap)

2 colheres (sopa) de molho de tomate

½ xícara de queijo muçarela

5 tomates-cereja

5 folhas de manjericão fresco

Orégano desidratado a gosto

1. Preaqueça o forno a 200 °C.
2. Corte os tomates-cereja ao meio e reserve.
3. Coloque o pão de tortilha em uma fôrma redonda ou assadeira de pizza, acrescente o molho de tomate deixando 1 cm da borda do pão.
4. Coloque o queijo por cima do molho, espalhe o tomate-cereja pela pizza, salpique orégano, e leve para assar por 8 minutos ou até derreter o queijo.
5. Sirva com folhas de manjericão fresco por cima.

Por porção: Proteína: 25,4 g / Carboidratos: 43,3 g / Gordura: 1,4 g / Fibras: 6,8 g

DICA

Use a criatividade e crie as suas próprias variações de sabores.

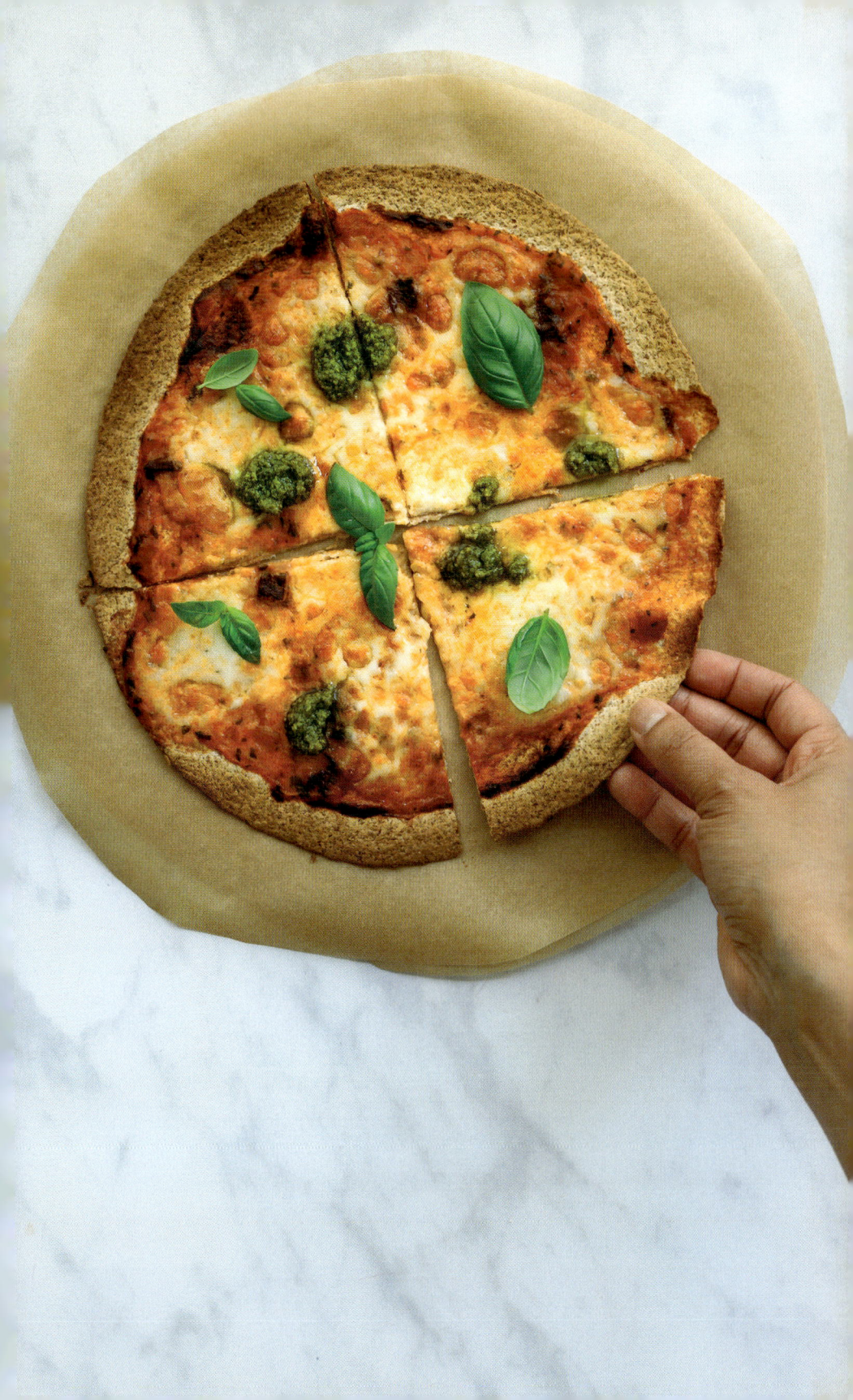

BOLINHO DE ABOBRINHA FÁCIL

Preparo: 12 minutos
Tempo total: 22 minutos

Rende: 6 bolinhos

Calorias: 78
(por bolinho)

Ingredientes

- 2 abobrinhas (390 g)
- 1 espiga de milho (200 g), mas pode ser em lata
- 4 colheres (sopa) de farinha de grão-de-bico
- 2 colheres (sopa) de azeite de oliva (30 mL)
- 1 colher (chá) de sal
- Pimenta-do-reino a gosto
- 1 limão para servir
- **Opcional:** Folhas de agrião para servir

Modo de preparo

1. Rale a abobrinha e coloque sobre um papel-toalha ou pano de prato para absorver a umidade.
2. Em uma tigela, acrescente o milho (retirado da espiga ou da lata), aperte bem a abobrinha para retirar qualquer excesso de líquido e adicione por cima do milho. Tempere com sal, pimenta a gosto e acrescente a farinha. Misture bem até incorporar os ingredientes.
3. Em uma frigideira (fogo médio), adicione o azeite e espalhe, coloque uma colher (sopa) da mistura, aperte com o peito da colher para achatar e espere dourar por 6 minutos (ou mais tempo se achar necessário). Vire e espere dourar o outro lado. Repita o processo com o restante da massa.
4. Sirva em seguida com fatias de limão, folhas de agrião temperadas com azeite e sal ou prepare outra salada de sua preferência.

Por unidade: Proteína: 1,8 g / Carboidratos: 7,1 g / Gordura: 5,3 g / Fibras: 1,1 g

DICA

Você pode utilizar outro tipo de farinha que estiver acessível no momento, pois a farinha é para dar firmeza aos bolinhos. Se você não for intolerante ao glúten, pode usar farinha de aveia.

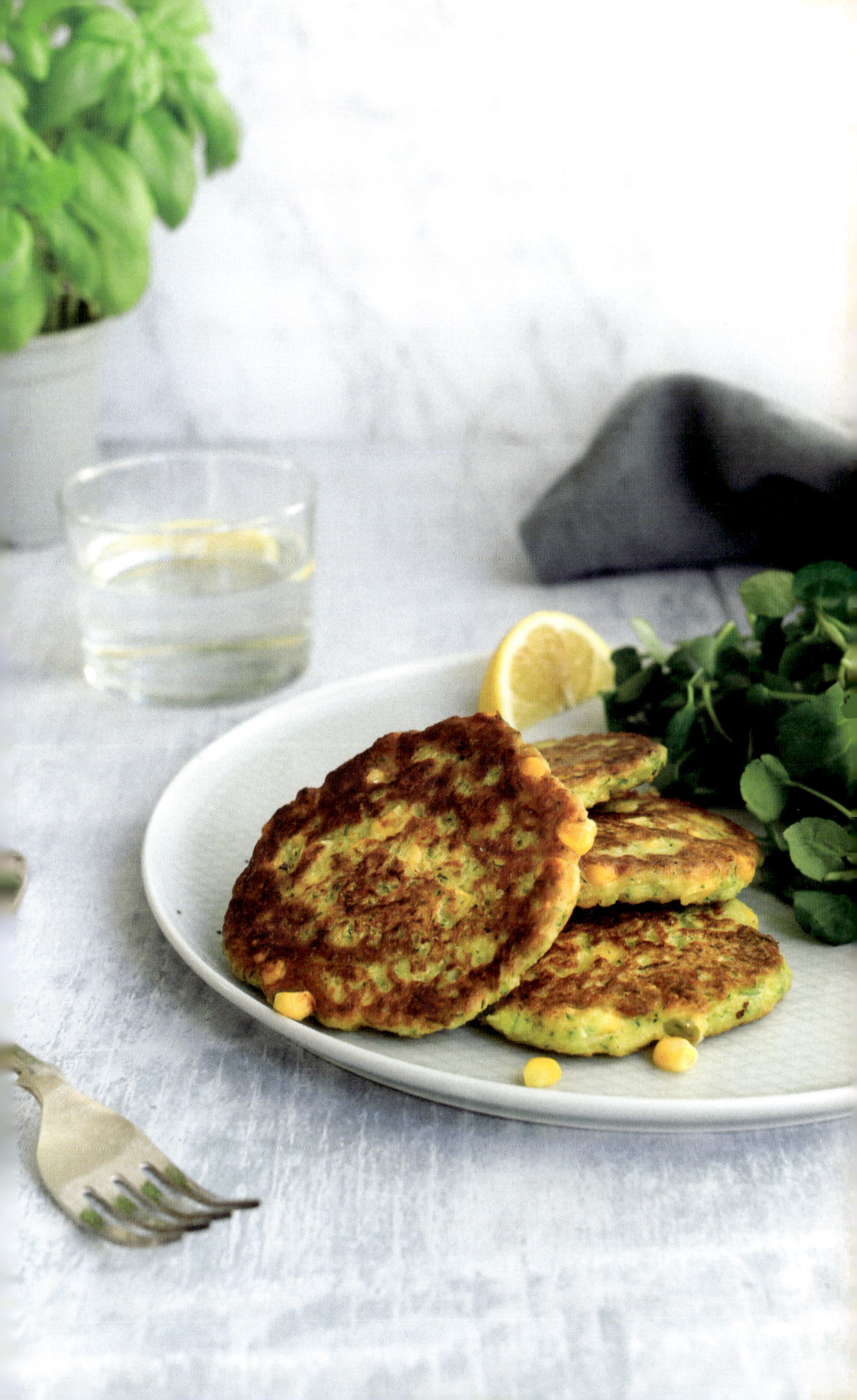

FRANGO PIRI-PIRI
COM PURÊ DE BATATA-DOCE

Preparo: 20 minutos
Tempo total: 1 hora e 40 minutos

Rende: 5 porções

Calorias: 336

- 750 g de peças de frango (pode ser peito, coxa ou sobrecoxa)
- 1 colher (sopa) de pimenta calabresa
- 1 colher (sopa) de páprica doce
- 1 colher (chá) de pimenta-do-reino
- 1 alho amassado
- 1 colher (sopa) de azeite
- 1 colher (sopa) de vinagre branco
- 1 colher (chá) de sal
- 1 limão
- 3 batatas-doces (300 g)
- 2 colheres (sopa) de requeijão light

1. Em uma tigela, misture a pimenta calabresa, a páprica doce, a pimenta-do-reino, o alho amassado, o azeite, o vinagre, o sal e esprema o limão.
2. Coloque as peças de frango em um refratário e passe a mistura nelas com um pincel culinário ou espalhe com o peito de uma colher pois o molho será picante.
3. Cubra o refratário com uma tampa ou plástico filme e deixe marinando por pelo menos 1 hora na geladeira.
4. Depois leve para assar no forno aquecido a 200 °C por 35 minutos. Você também pode assar em churrasqueira se quiser.
5. **Para o purê:** Descasque as batatas e cozinhe na água até amolecerem, escorra e transfira para uma tigela.
6. Amasse as batatas, acrescente o requeijão e misture até chegar ao ponto de purê. Tempere com sal e pimenta a gosto e se desejar, reajuste o ponto do purê adicionando mais requeijão.

Por porção: Proteína: 36,6 g / Carboidratos: 21,8 g / Gordura: 11,4 g / Fibras: 3,4 g

DICA

Você pode substituir o requeijão por cream cheese ou por leite na preparação do purê.

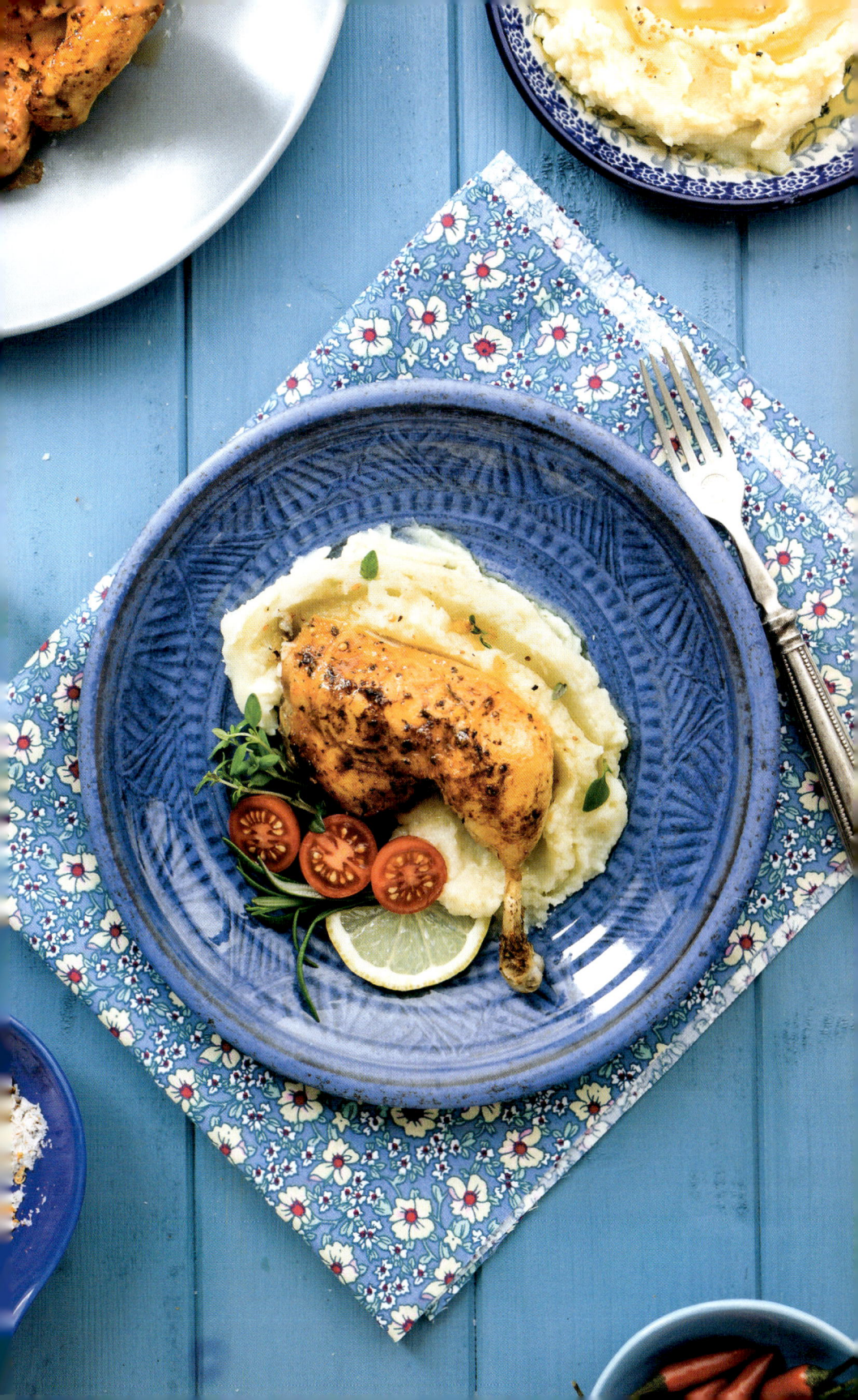

ALMÔNDEGAS RECHEADAS AO MOLHO DE TOMATE

Preparo: 15 minutos
Tempo total: 45 minutos

Rende: 16 almôndegas

Calorias: 101 (por almôndega)

- 750 g de carne magra moída (patinho ou outra)
- 110 g de queijo muçarela em bloco
- ¼ xícara de salsinha
- 1 cebola roxa
- 1 ovo ou 2 claras
- 1 colher (chá) de alho em pó
- 1 colher (chá) de ervas desidratadas
- 1 colher (chá) de pimenta-do-reino
- 1 colher (chá) de sal
- 260 g de molho de tomate
- Queijo parmesão para servir

1. Corte a salsinha em tiras, a cebola em cubinhos e o queijo em 16 cubos iguais.
2. Quebre o ovo em uma tigela pequena e bata até misturar a gema com a clara, mas não é recomendado bater muito para não entrar ar.
3. Em uma tigela grande, adicione a carne moída, a salsinha, a cebola, o alho, as ervas desidratadas, a pimenta-do-reino, o sal e o ovo batido. Misture todos os ingredientes com uma colher grande ou com as mãos limpas.
4. Separe em 16 porções iguais da carne temperada e cubra cada cubo de queijo com a carne formando as almôndegas.
5. Tenha certeza que o queijo está bem coberto, pois durante o cozimento a carne reduz de tamanho podendo sair um pouco do recheio.
6. Espalhe as almôndegas em uma assadeira, acrescente o molho de tomate pronto por cima e leve para assar a 200 ºC por 30 minutos.
7. Sirva quente com um pouco do molho, o queijo parmesão ralado por cima e outro acompanhamento de sua escolha.

Por unidade: Proteína: 12,9 g / Carboidratos: 2,4 g / Gordura: 4,2 g / Fibras: 0,5 g

DICA

Você pode encontrar o mix de ervas desidratadas em supermercados, às vezes contém orégano, tomilho, manjericão e outros, mas caso não encontre, tempere com os ingredientes que tiver disponível na sua casa. Você também pode substituir o queijo muçarela por outro tipo.

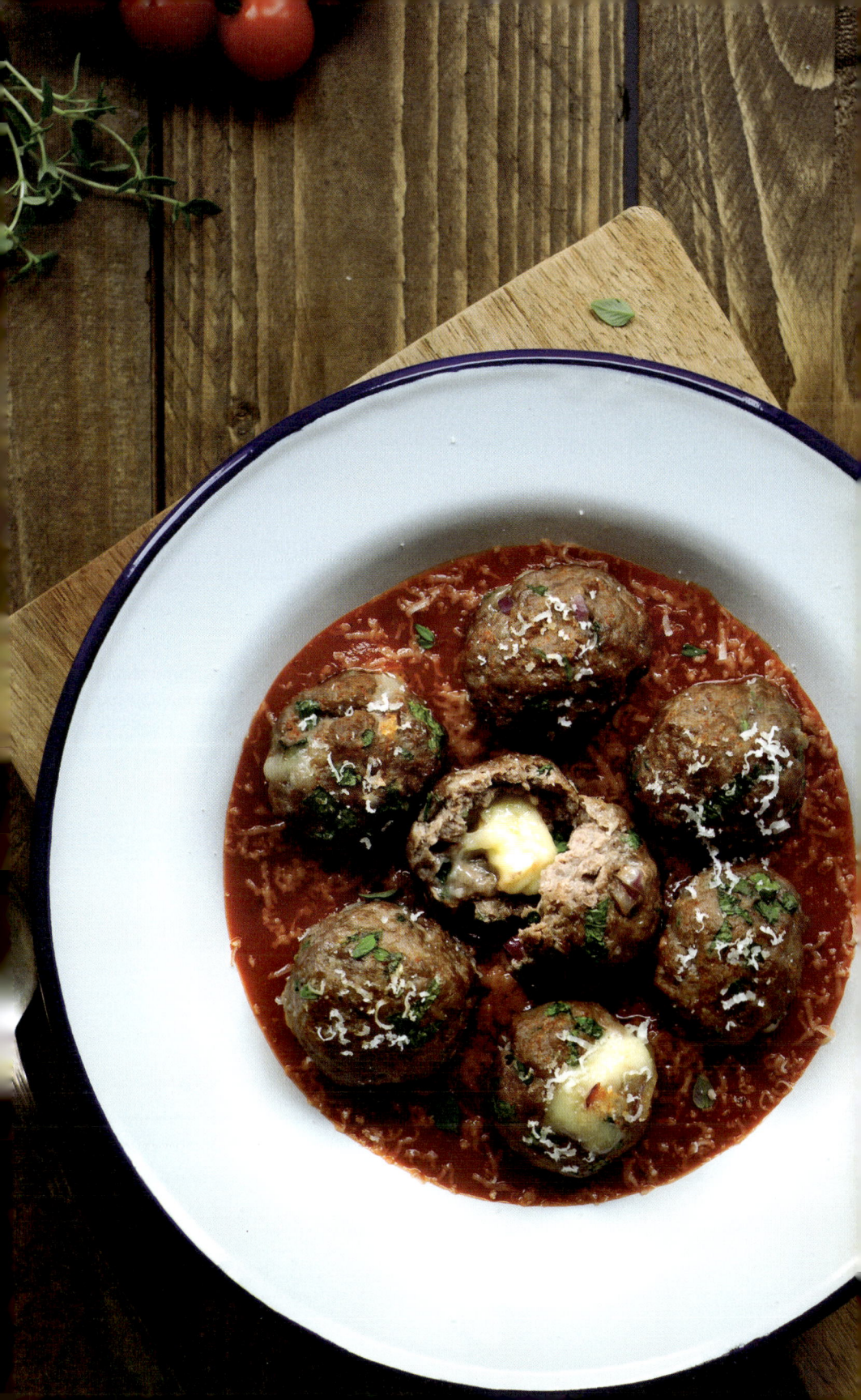

PIMENTÃO RECHEADO

Recheio de quinoa

Rende: 4 porções Calorias: 186 (2 unidades)

- 2 pimentões grandes
- 40 g de quinoa crua
- 250 mL de caldo de legumes
- 1 cenoura pequena
- ¼ xícara de ervilha em lata
- Sal e pimenta a gosto

Opcional: Farinha de rosca ou "panko" (sobras de pão torrado triturado)

1. Deixe a quinoa de molho por 10 minutos. Enquanto a quinoa fica de molho, descasque e rale a cenoura.
2. Em uma panela pequena, coloque a quinoa escorrida e lavada, acrescente o caldo de legumes e deixe cozinhando até secar o caldo. Tenha certeza que a quinoa está macia, e se for necessário acrescente mais água, pois o tipo de quinoa pode variar seu tempo de cozimento.
3. Depois que o caldo secar, misture a cenoura ralada e as ervilhas na quinoa, tempere com sal e pimenta a gosto.
4. Preaqueça o forno a 180 °C.
5. Corte os pimentões (lavados) ao meio e retire as sementes. Preencha cada lado com a quinoa temperada, adicione "panko" ou farinha de rosca por cima e leve para assar por 8 minutos. Não asse demais para não ressecar a quinoa.

Recheio de frango

Rende: 4 porções Calorias: 289 (2 unidades)

- 2 pimentões grandes
- 120 g de peito de frango (cozido e desfiado)
- 1 cenoura pequena
- ¼ de xícara de milho cozido
- ½ xícara de ricota (125 g)
- Sal e pimenta a gosto

Opcional: Farinha de rosca ou parmesão ralado

1. Em uma tigela, misture o frango desfiado, a cenoura descascada e ralada, o milho, a ricota e tempere com sal e pimenta.
2. Preaqueça o forno a 180 °C.
3. Corte os pimentões (lavados) ao meio, retire as sementes e preencha cada lado com o recheio do frango. Adicione farinha de rosca ou parmesão por cima e leve para assar por 12 minutos.

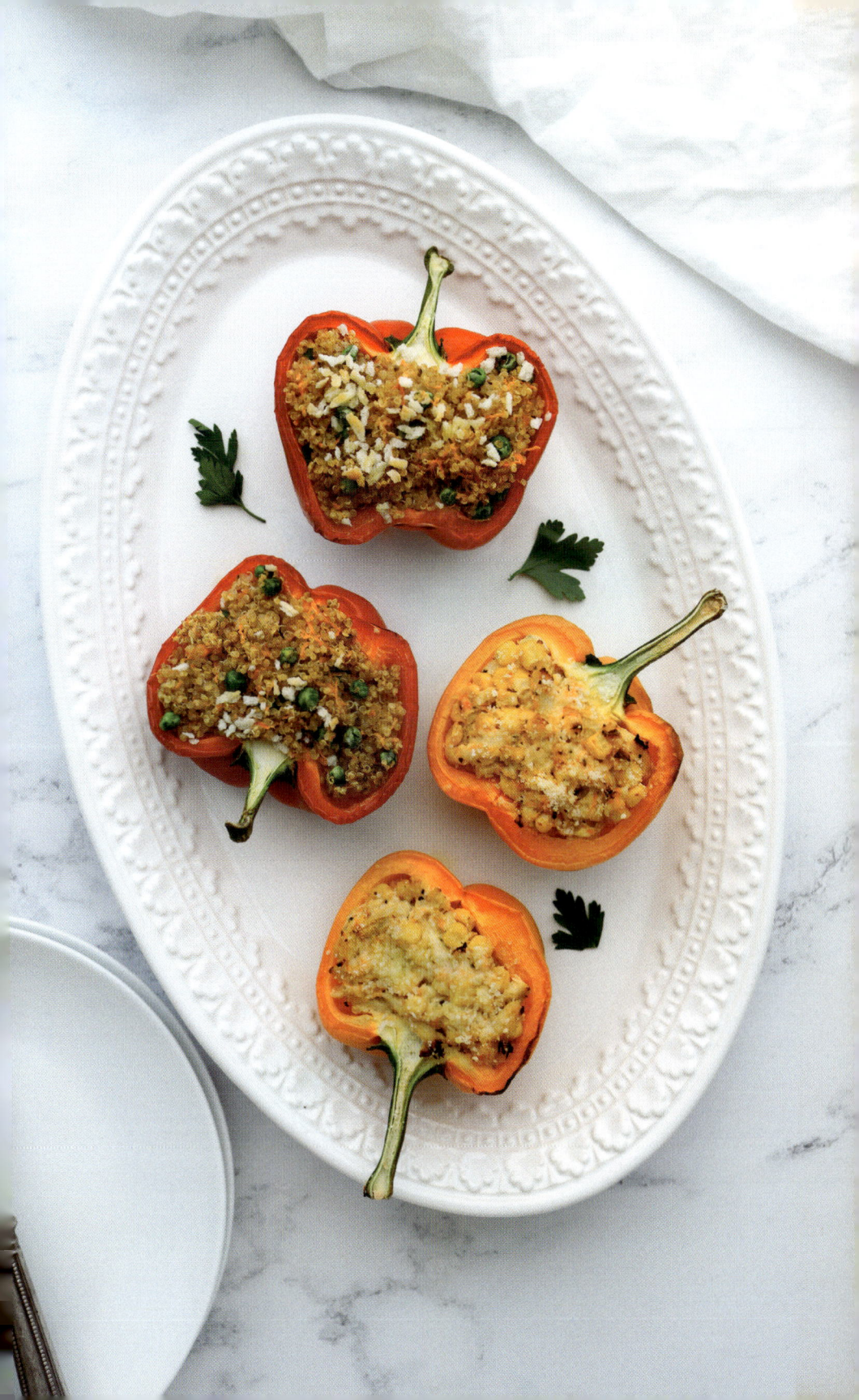

PEIXE COM CROSTA DE CASTANHAS

Preparo: 15 minutos
Tempo total: 45 minutos

Rende: 4 unidades

Calorias: 240 (1 unidade)

---

4 postas de filé de peixe branco (pescada, linguado, tilápia, robalo)

1 limão, ou 2 se for pequeno

1 colher (sopa) de azeite de oliva

½ xícara de castanhas-de-caju (sem sal)

2 castanhas-do-pará

5 raminhos de coentro

1 colher (chá) de alho em pó

1 colher (chá) de pimenta-do-reino

1 colher (chá) de flor de sal (ou sal fino)

---

1. Coloque as postas em uma tigela e esprema o limão por cima, depois deixe marinando na geladeira por 15 minutos.
2. Enquanto isso, preaqueça o forno a 200 °C.
3. Pique o coentro e prepare a crosta.

Preparação da crosta:

1. Coloque as castanhas-de-caju e as castanhas-do-pará em um processador e bata até virar uma farinha grossa. Não triture demais para não se transformar em pasta.
2. Transfira a farinha grossa para uma tigela e misture o coentro, o alho, a pimenta-do-reino e o sal.
3. Espalhe o peixe marinado no limão em um refratário que vá ao forno, passe azeite por cima das postas e coloque a crosta temperada em cada uma delas, apertando suavemente para segurar no azeite.
4. Leve para assar por 30 minutos ou até a crosta começar a dourar.
5. Sirva com uma das saladas da seção de Saladas e Sopas da 79 ou um dos molhos da página 104.

Por unidade: Proteína: 9 g / Carboidratos: 12 g / Gordura: 19,1 g / Fibras: 1,9 g

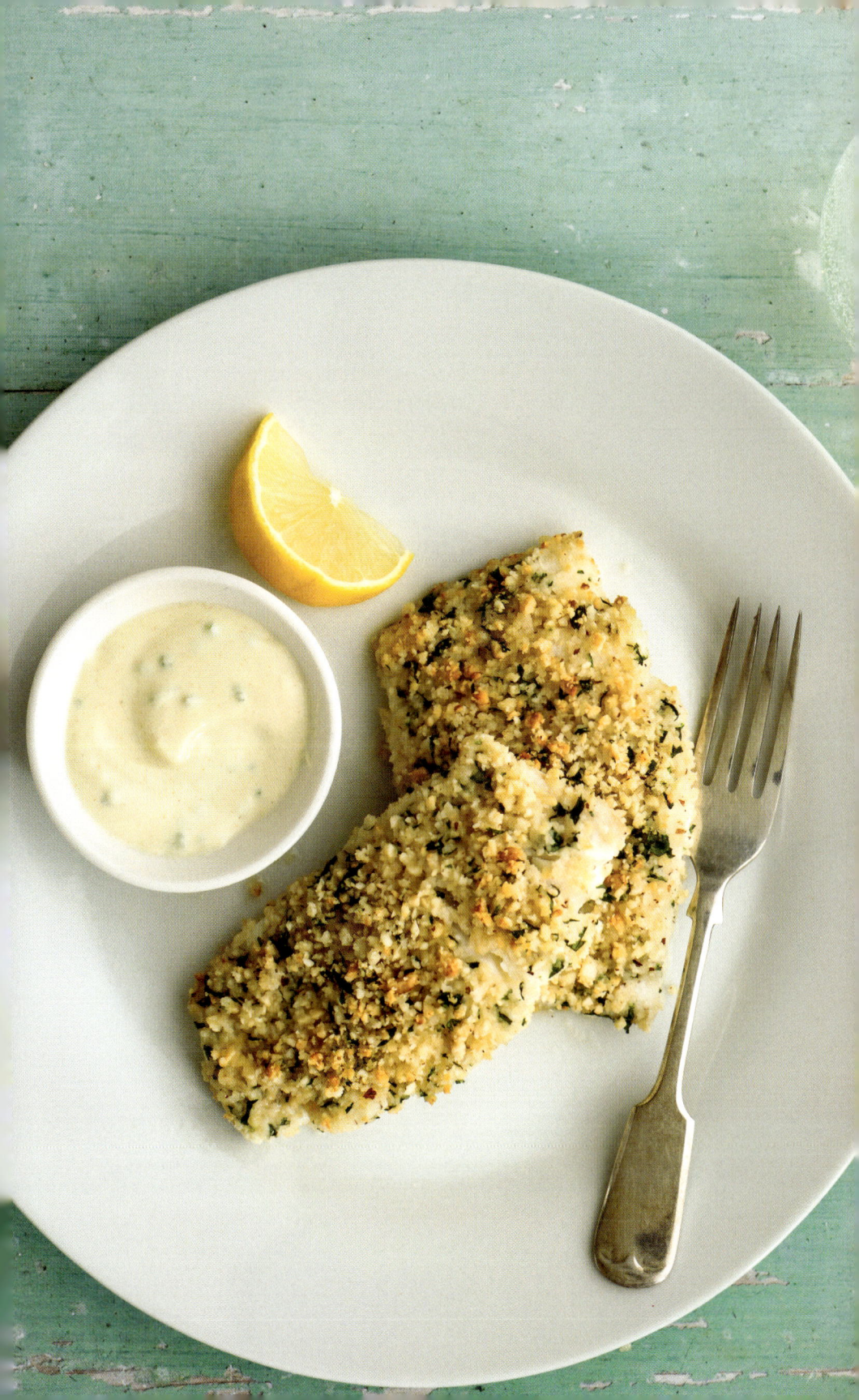

BURGUER DE LENTILHAS

Preparo: 20 minutos | Rende: de 4 a 6 hambúrgueres | Calorias: 157 (por burguer)

1 xícara de lentilha crua

½ xícara de farinha de grão-de-bico ou de arroz

½ cebola branca (65 g)

1 colher (sopa) de ervas desidratadas

1 colher (chá) de alho em pó

1 colher (chá) de pimenta-do-reino

1 colher (chá) de sal

Azeite de oliva para fritar

Sugestão para a montagem:

Pão bola para hambúrguer (pode ser sem glúten)

Alface-americana

Tomates

Molho rosê

1. Para cozinhar as lentilhas: coloque-as de molho por 1 hora, escorra e leve para cozinhar em 3 xícaras de água por 18 minutos em fogo médio ou até ficarem macias.
2. Enquanto o legume cozinha, corte a cebola bem miudinha.
3. Em uma tigela, misture as lentilhas cozidas, a farinha (de sua escolha), a cebola picada, as ervas desidratadas, o alho, a pimenta-do-reino moída e o sal.
4. Divida em 6 porções iguais e forme um disco (os "búrgueres").
5. Para fritar, coloque o azeite de oliva em uma frigideira e doure os "búrgueres" em cada lado, espere ficar bem douradinho de um lado antes de virar para o outro.
6. Sirva com salada ou monte um sanduíche.
7. Se quiser congelar, no passo 4, separe com papel-manteiga ou enrole cada um em plástico filme ainda cru e guarde no congelador.

Por unidade: Proteína: 10 g / Carboidratos: 28,1 g / Gordura: 0,9 g / Fibras: 4,9 g

DICA

Você pode usar farinha de aveia no lugar das farinhas listadas. Se quiser acelerar a preparação dos "búrgueres", use lentilhas cozidas enlatadas. Ficam ainda mais deliciosos se você passar um limãozinho neles.

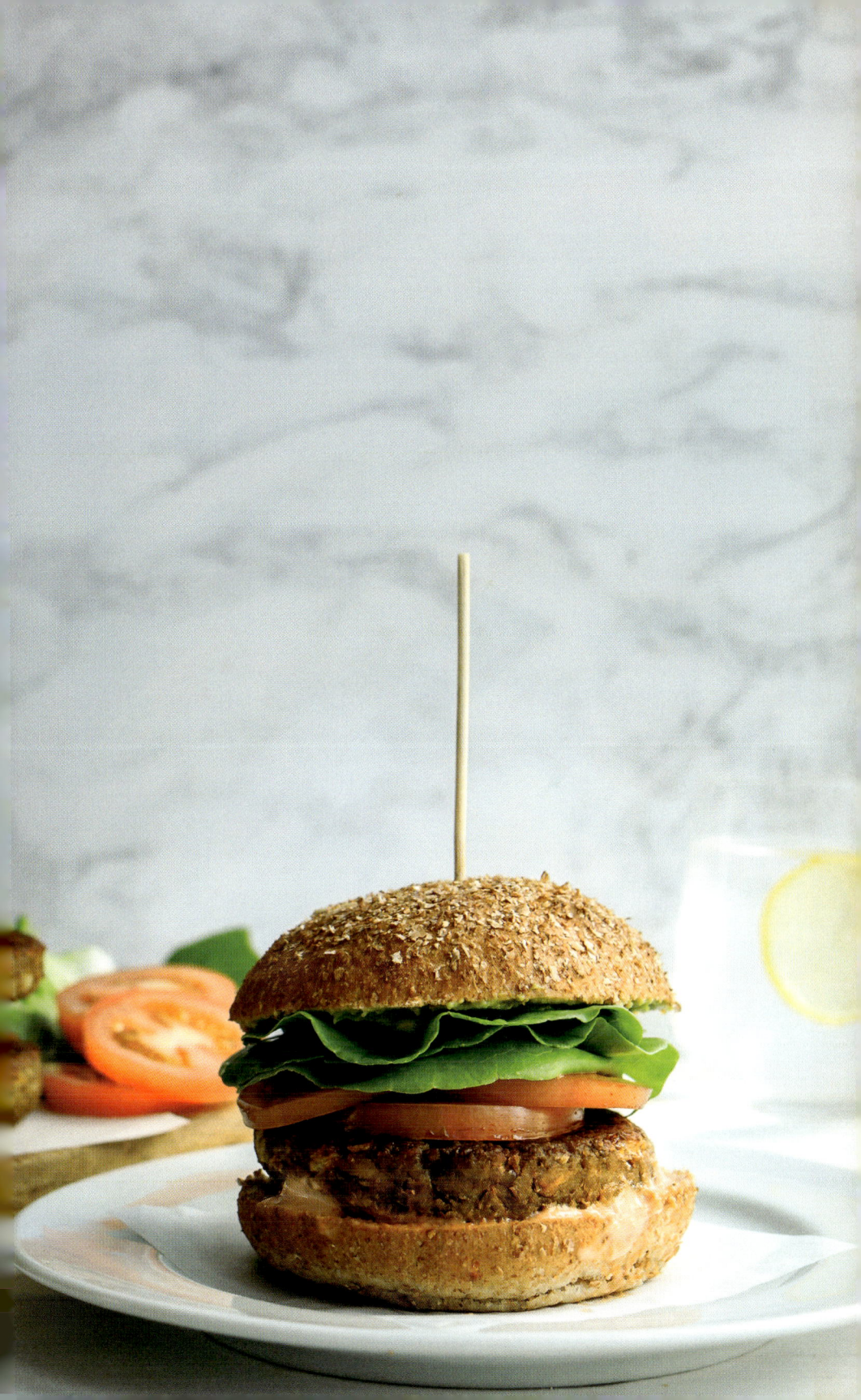

OMELETE DE FORNO COM LEGUMES

Preparo: 10 minutos
Tempo total: 25 minutos

Rende: 4 fatias

Calorias: 122

---

6 ovos

½ xícara de abobrinha fatiada

½ xícara de cogumelos fatiados

½ xícara de pimentão em cubinhos

10 raminhos de salsinha

½ colher (chá) de pimenta-do-reino

1 colher (chá) de sal

1. Preaqueça o forno a 180 °C.
2. Em um refratário (20 cm) que vá ao forno, espalhe a abobrinha fatiada, os cogumelos e o pimentão pelo fundo.
3. Em uma tigela, coloque os ovos, tempere com pimenta-do-reino, sal e bata para misturar a gema e a clara. Coloque a salsinha e mexa delicadamente.
4. Jogue os ovos temperados por cima dos legumes e leve para assar por 15 minutos.
5. Retire e sirva imediatamente.

Por porção: Proteína: 10,5 g / Carboidratos: 3,1 g / Gordura: 7,3 g / Fibras: 0,7 g

DICA

Se preferir, você pode retirar o pimentão da receita e adicionar outros legumes.

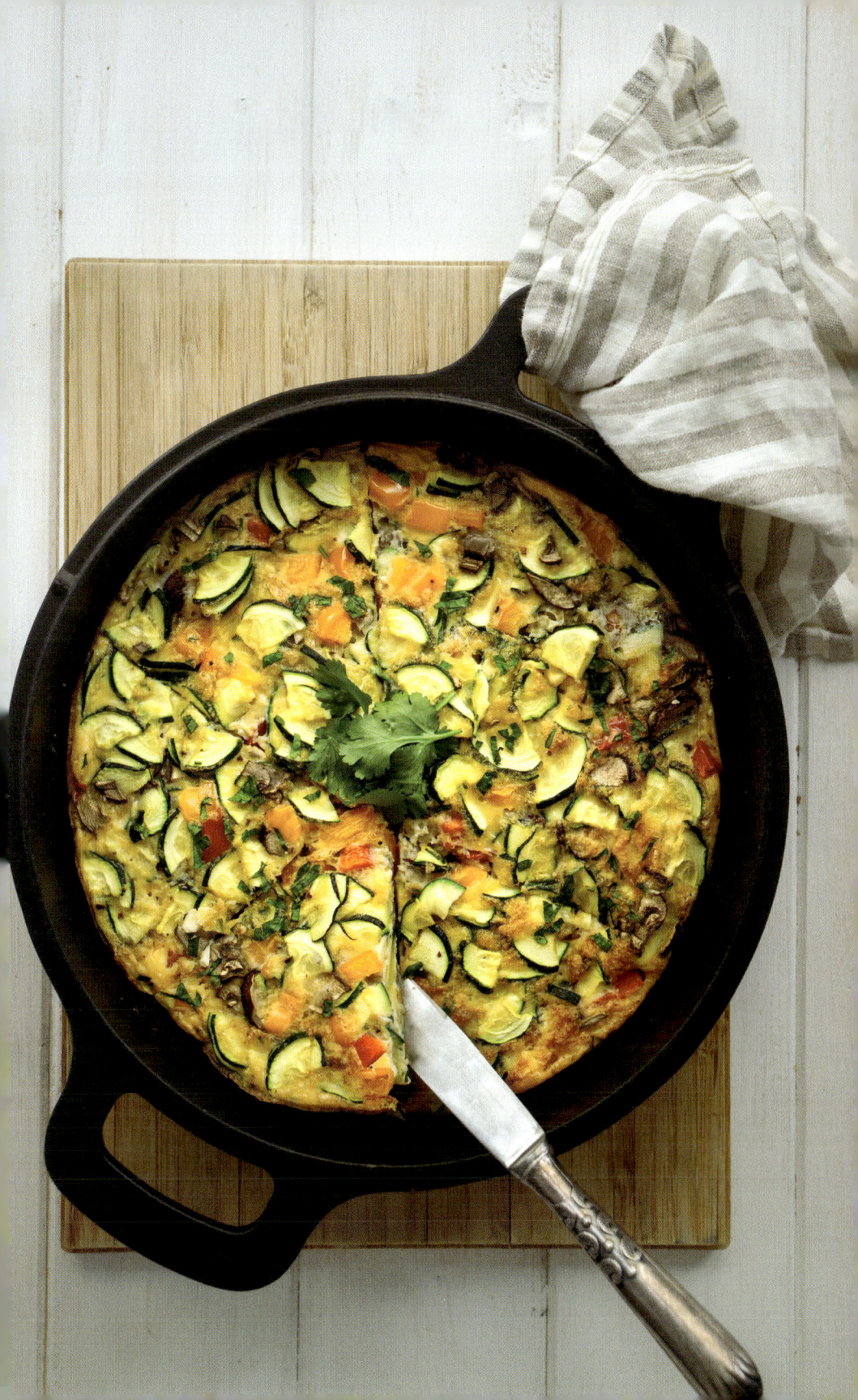

QUICHE RÚSTICA

Preparo: 20 minutos
Tempo total: 1 hora

Rende: 8 fatias

Calorias: 210
(por fatia)

Base:

1 xícara de farinha de aveia (90 g)

½ xícara de goma de tapioca ou polvilho ou amido de milho

¼ xícara de azeite ou outro óleo (60 mL)

1 colher de chá de sal

1 ovo

Recheio:

3 ovos

1 e ½ xícara de leite desnatado

½ xícara de queijo parmesão (30 g)

½ colher (chá) de pimenta-do-reino

1 colher (chá) de sal

Pitada de noz-moscada

Para a base:

1. Preaqueça o forno a 180 °C.
2. Forre uma fôrma redonda (20 cm) com papel-manteiga ou pode ser aquela própria para quiche.
3. Em uma tigela, coloque a aveia, a tapioca (ou polvilho), o azeite, o sal e o ovo. Misture bem formando uma massa.
4. Cubra todo o fundo da fôrma com a massa, e já que ela não é elástica, cubra o fundo aos poucos com uma aparência meio rústica, e coloque apertando pelas laterais para formar a borda.
5. Leve para assar por 10 minutos (enquanto assa, prepare o recheio). Retire do forno e reserve.

Para o recheio:

1. Em uma tigela, coloque os ovos, o leite desnatado, o queijo parmesão, a pimenta, o sal e a noz-moscada, bata com um batedor de arame.
2. Despeje sobre a massa já assada.
3. Leve para assar por 40 minutos ou até dourar por cima. Pronto!

Por unidade: Proteína: 7,9 g / Carboidratos: 16,4 g / Gordura: 12,6 g / Fibras: 1 g

DICA

Coloque algum peso no centro da massa para que ela não suba. O ideal seriam bolinhas de cerâmica que podem ser encontradas em lojas de confeitaria, ou use feijões ou grão-de-bico. Se a massa estiver meio seca (pois vai depender da farinha de aveia), então adicione uma colher de água para melhorar a consistência. Guarde a quiche em um recipiente com tampa por até 3 dias na geladeira.

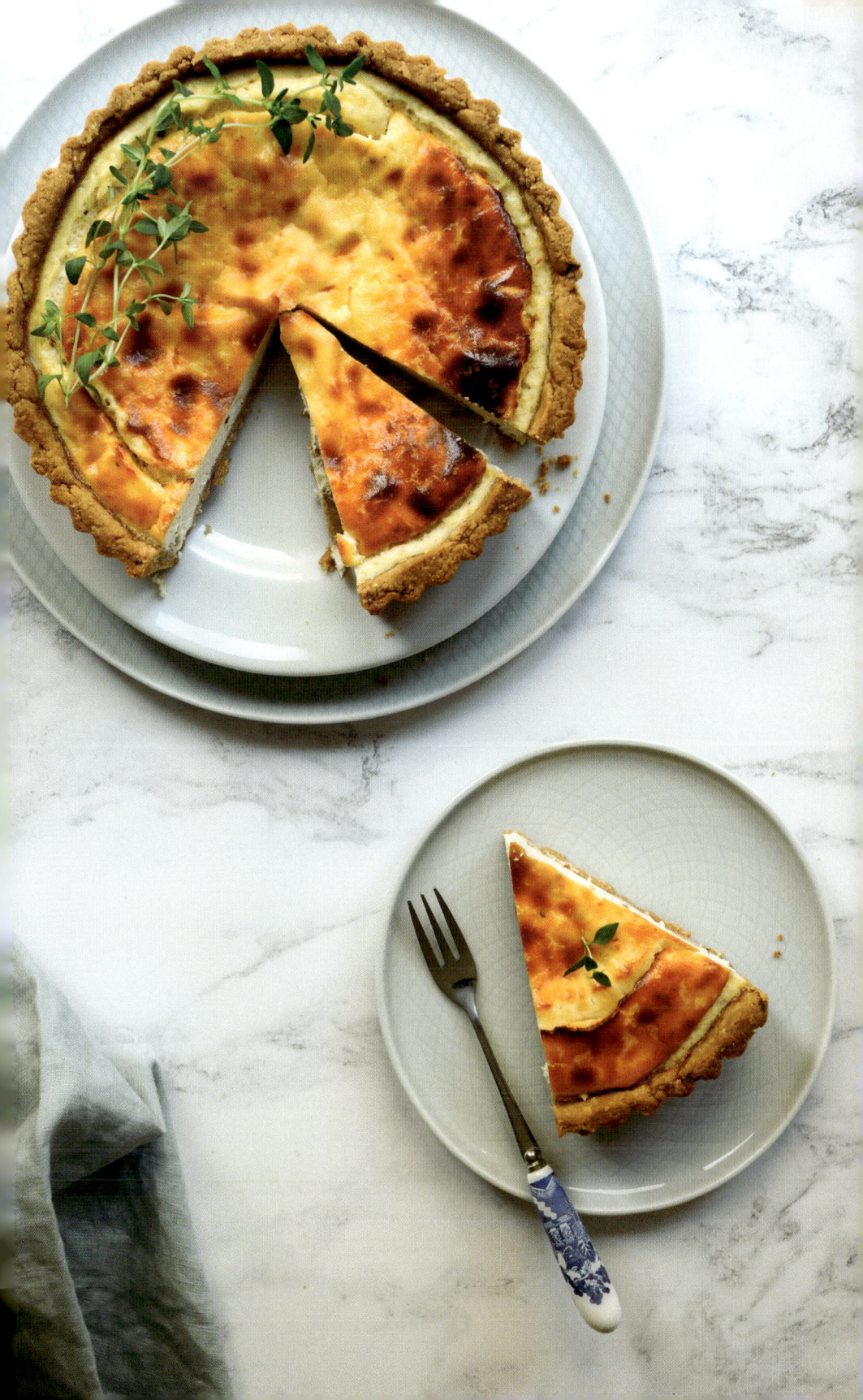

FEIJOADA VEGETARIANA E COUVE REFOGADA

Preparo: 28 minutos
Tempo total: 1 hora

Rende: 3 porções

Calorias: 437

- 500 g de feijão-preto cru
- 2 xícaras de caldo de legumes (500 mL)
- 1 folha de louro
- 1 cebola branca picadinha
- 1 berinjela média cortada em cubos
- 1 xícara de abóbora em cubos
- 1 colher (chá) de pimenta-do-reino
- 1 colher (chá) de sal
- 2 folhas de couve
- 4 colheres (sopa) de azeite
- 2 laranjas

Como cozinhar o feijão:

1. Deixe o feijão de molho durante a noite e escorra no dia seguinte. Troque a água pelo menos uma vez.
2. Coloque em uma panela de pressão com 500 mL de caldo de legumes, a folha de louro, sal a gosto e cozinhe por 18 minutos.
3. Espere sair a pressão da panela e abra (se for elétrica, siga as instruções).

Opcional: Quando o feijão estiver pronto, você pode congelar para usar depois.

Para a feijoada:

1. Coloque o feijão em uma panela, a cebola picada, a berinjela em cubos, a abóbora, tempere com pimenta e sal e deixe cozinhando no fogo baixo até amolecer a abóbora (cerca de 10 minutos).
2. Adicione um pouco mais caldo de legumes se estiver muito grosso.

Para servir:

1. Prepare a couve refogada: lave bem as folhas da couve, deixe escorrer por alguns minutos e corte em tiras finas.
2. Em uma frigideira adicione o azeite, as folhas de couve em tiras e refogue por 3 minutos.
3. Corte as laranjas em 4 partes e sirva com a feijoada.

Por porção: Proteína: 13,4 g / Carboidratos: 58,2 g / Gordura: 19,8 g / Fibras: 18,6 g

DICA

Sirva acompanhado de arroz. A soma de aminoácidos nessa combinação forma uma proteína completa. A vitamina C presente na laranja ajuda na absorção do ferro presente no feijão.

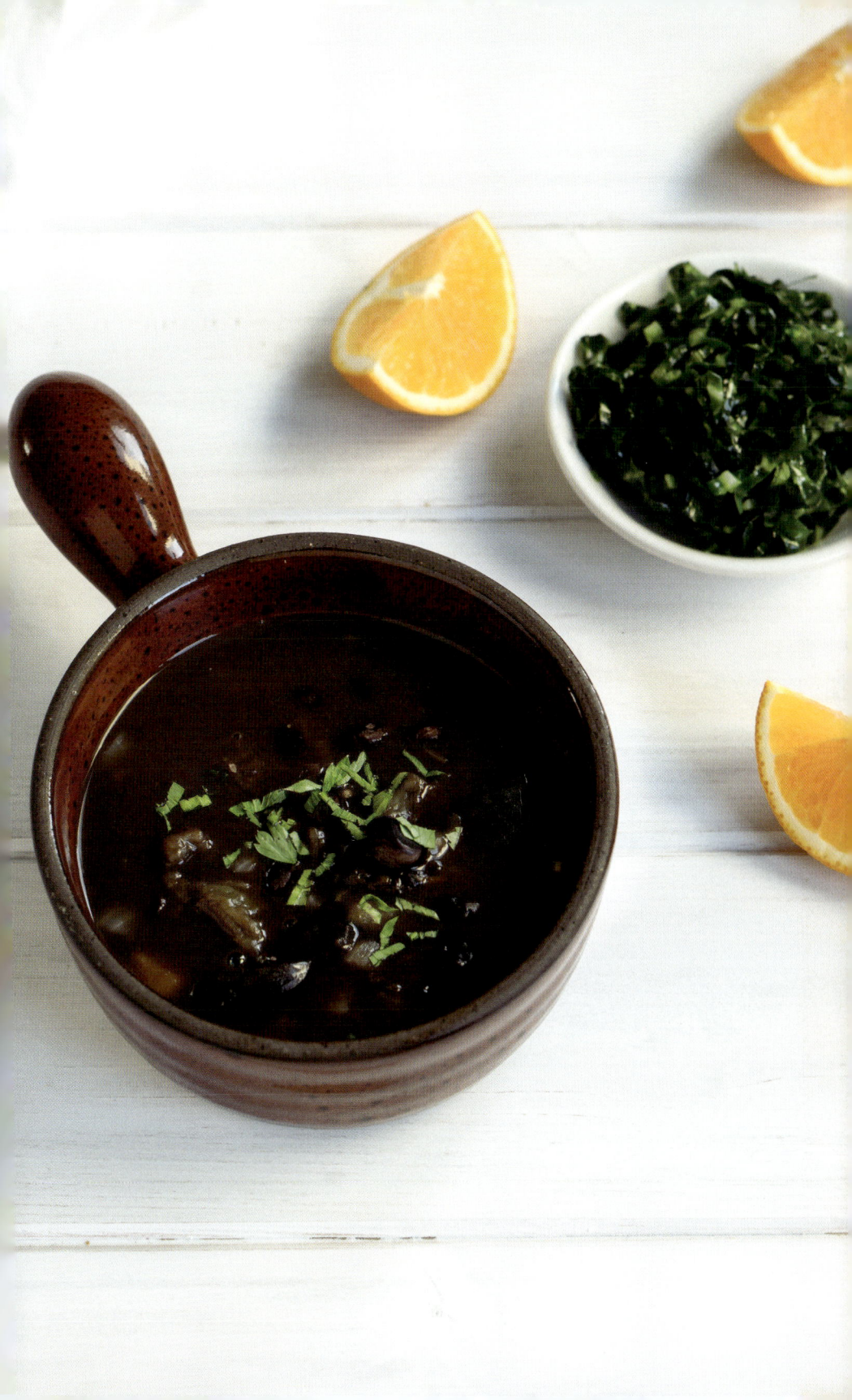

NHOQUE DE ABÓBORA SEM GLÚTEN

Preparo: 30 minutos
Tempo total: 40 minutos

Rende: 2 porções de 180g

Calorias: 353

---

1 xícara de abóbora manteiga (butternut) amassada (240 g)

½ xícara de fubá fino (75 g)

¼ xícara de polvilho doce (30 g)

1 colher (sopa) de azeite de oliva (15 mL)

½ colher (chá) de sal

Pimenta-do-reino a gosto

1. Primeiro, misture as farinhas (fubá e polvilho) em uma tigela.
2. Em outra tigela, acrescente a abóbora amassada, tempere com pimenta e sal, o azeite e adicione o mix das farinhas aos poucos, sempre mexendo para formar a massa dos nhoques.
3. Se preferir, transfira para uma bancada enfarinhada com fubá.
4. Adicione mais farinha até chegar ao ponto de massa de modelar. Divida a massa e faça rolinhos, corte em quadrados ou na transversal formando um pequeno losango.
5. Ferva 1 litro de água, adicione 1 colher de sal marinho e acrescente os nhoques na água fervente (com cuidado). Eles ficam prontos quando começarem a flutuar (cerca de 3 a 4 minutos).
6. Retire os nhoques usando uma escumadeira (aquela colher com furos).
7. **Passo opcional:** Em uma frigideira antiaderente, coloque uma colher de sopa de azeite, espalhe os nhoques cozidos e deixe fritar cada lado por 6 minutos. Isso dá textura e sabor diferenciados ao nhoque. Experimente!
8. Sirva com molho pesto e sementes de abóbora (opcional).

Por porção: Proteína: 3,9 g / Carboidratos: 53,7 g / Gordura: 15,5 g / Fibras: 5,9 g

DICA

Corte a abóbora ao meio, retire as sementes e asse-a no forno até amolecer (cerca de 30 minutos a 180 °C). Não deixe cozinhar demais, pois fica mais difícil de modelar; o ponto ideal é quando você conseguir espetar um garfo, mas ela ainda estará firme, então remova a polpa para fazer os nhoques. Você também pode cozinhá-la no vapor. A massa deve ser um pouco macia e delicada na hora de moldar. Faça os nhoques gentilmente (para não desmanchar) e passe no fubá, assim não vão grudar um no outro e nem terão muita massa. Guarde na geladeira e use em 3 dias.

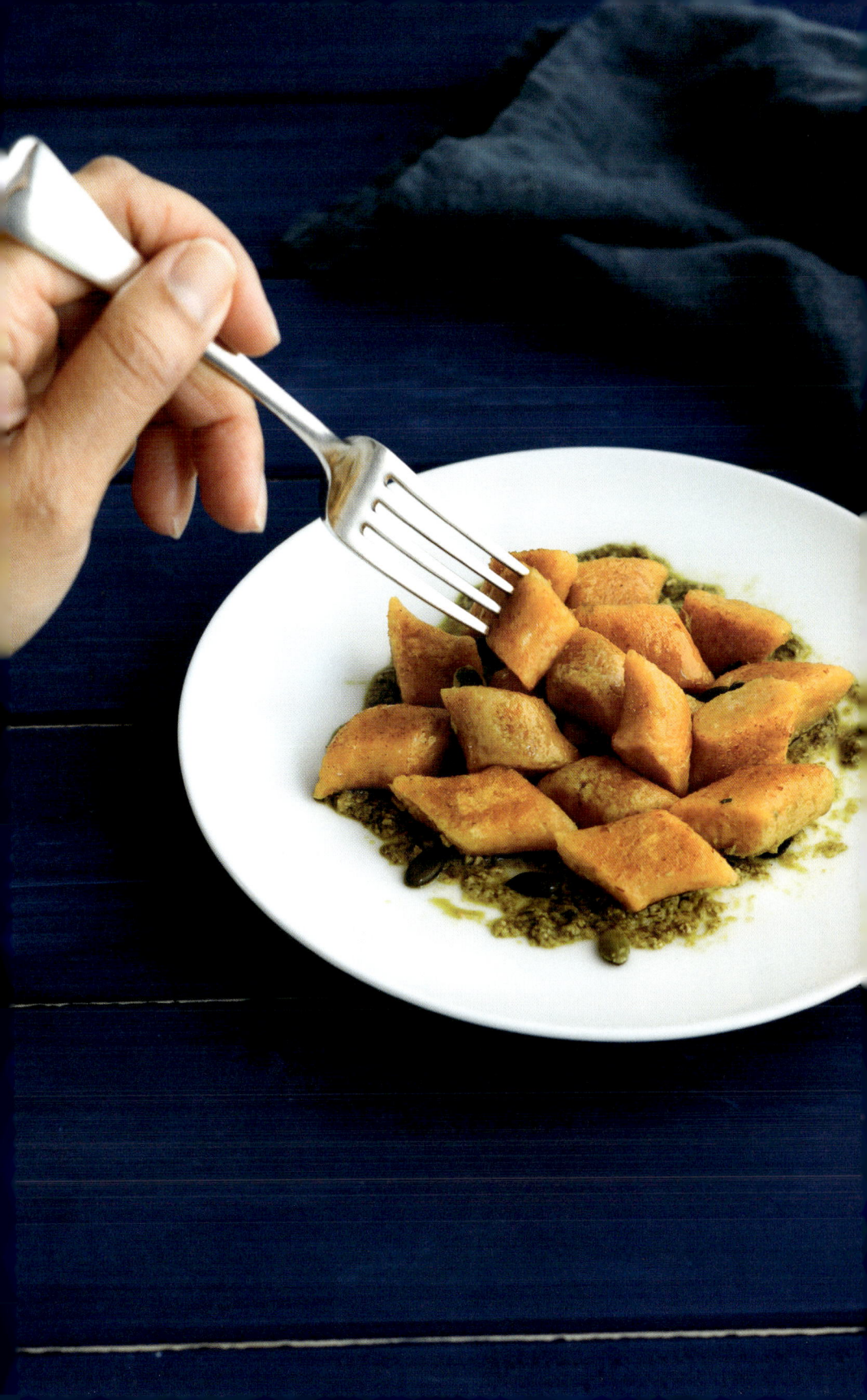

PESTO GENOVÊS

Esse pesto combina muito bem com nhoque, mas você também pode usá-lo como molho em qualquer receita. Fica simplesmente divino.

Preparo: 10 minutos Rende: de 2 a 4 porções Calorias: 143

1 xícara de folhas de manjericão fresco

1 dente de alho pequeno

3 pecãs (pode ser castanha-de-caju ou nozes)

¼ xícara de azeite de oliva (60 mL)

1 colher (sopa) de queijo parmesão ralado

½ colher (chá) de sal

1. Lave as folhas de manjericão e deixe secando em papel-toalha.
2. Enquanto isso, bata no processador (ou liquidificador): o alho, as pecãs (ou castanhas, nozes), o azeite e o queijo parmesão.
3. Adicione o manjericão no fim e processe por no máximo 15 segundos para que as folhas não oxidem.

Por porção: Proteína: 0,9 g / Carboidratos: 0,8 g / Gordura: 16 g / Fibras: 0,3 g

DICA

Para uma versão sem queijo, você pode utilizar apenas castanhas-de-caju e retirar o parmesão da receita.

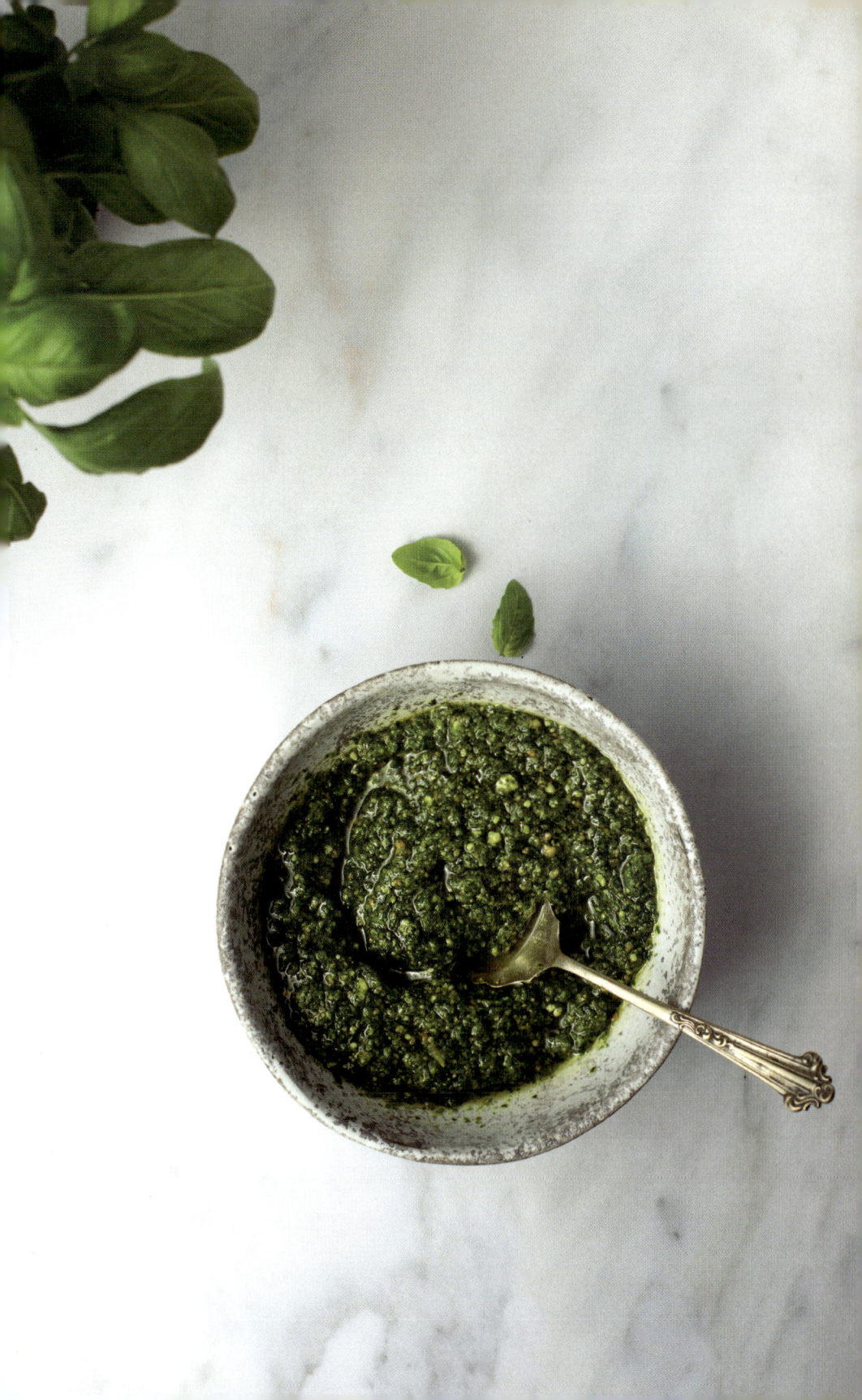

STIR-FRY DE VEGETAIS

Preparo: 9 minutos
Tempo total: 16 minutos

Rende: 2 porções

Calorias: 240

1 colher (chá) de pasta de missô

2 colheres (sopa) de água morna

1 colher (sopa) de extrato de tomate

1 colher (sopa) de gengibre fresco ralado

2 colheres (sopa) de azeite

1 pimentão vermelho ou verde, sem sementes e cortado em tiras

¼ repolho cortado em tiras

1 cenoura cortada em tiras e sem casca

6 talos de cebolinha em rodelas

50 g de edamame (soja na vagem verde)

50 g de castanhas-de-caju picadas grosseiramente

Opcional: Abobrinha para servir como noodles

1. Para o molho, dissolva o missô na água morna. Misture o missô dissolvido com o extrato de tomate e gengibre ralado.
2. Coloque o azeite em uma frigideira (fogo médio), refogue os pimentões, o repolho, a cenoura, a cebolinha, o edamame e as castanhas por aproximadamente 5 minutos.
3. Misture o molho de missô (passo 1) e mexa por 3 minutos.
4. Sirva imediatamente com noodles de abobrinha refogada (2 minutos).

Por porção: Proteína: 10,8 g / Carboidratos: 28,4 g / Gordura: 27,3 g / Fibras: 7,8 g

DICA

Uma forma fácil de fazer noodles de abobrinha é usando um cortador *julienne* ou um espiralizador que pode ser encontrado on-line ou em lojas de utensílios domésticos. Alternativamente, você pode usar um descascador de batatas e fazer tagliatelle de abobrinha. Você também pode servir com outros tipos de noodles que preferir.

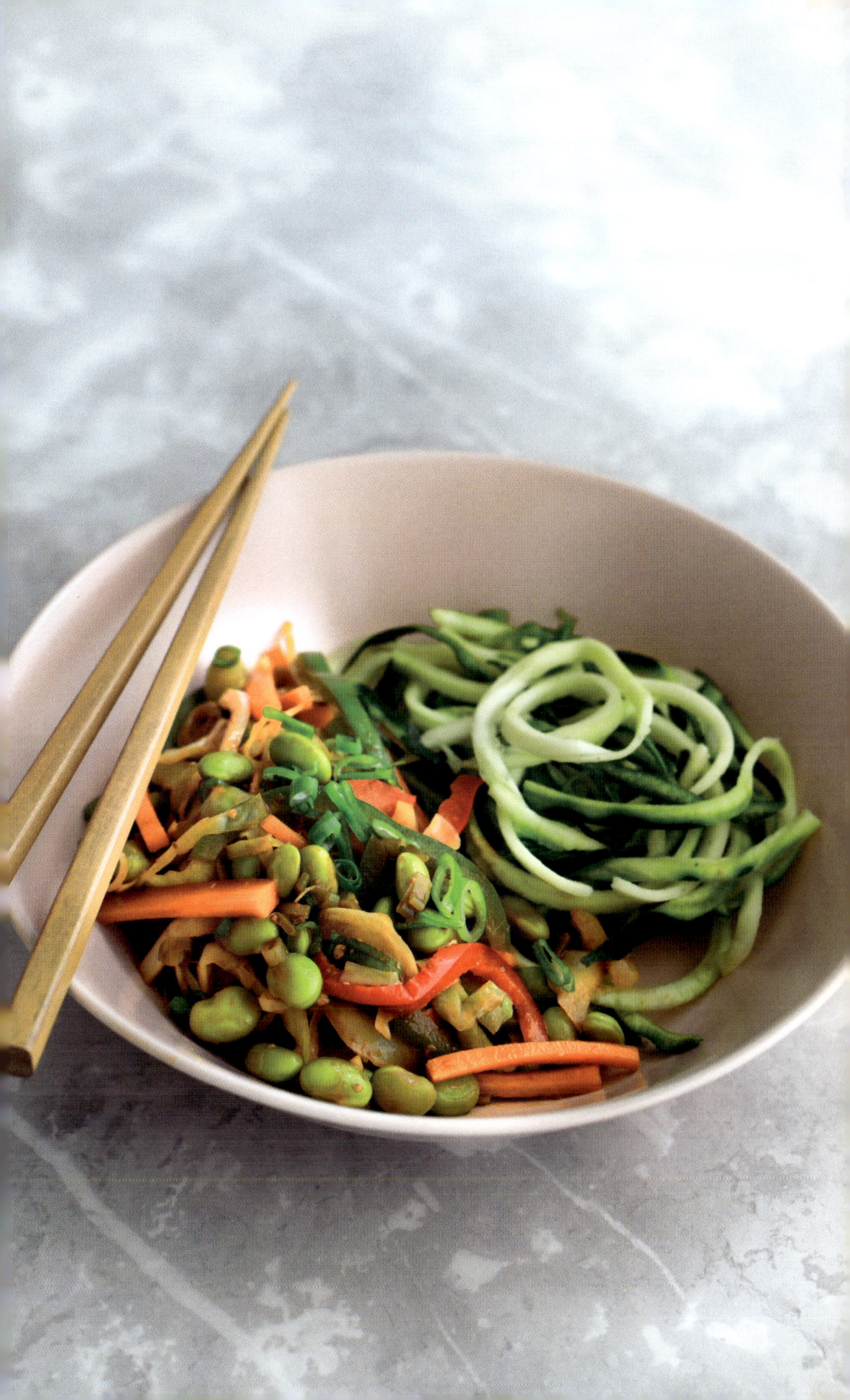

ESCONDIDINHO DE ABÓBORA COM LEGUMES

Preparo: 40 minutos
Tempo total: 50 minutos

Rende: 2 porções

Calorias: 241

- 300 g de abóbora-japonesa (conhecida como cabotiá)
- 150 g de cogumelos shimeji e/ou shitake
- 2 colheres (sopa) de molho shoyu, shoyu de coco ou molho tamari (30 mL)
- 1 cenoura
- 1 abobrinha
- ¼ de xícara de caldo de legumes (60 mL)
- 5 raminhos de salsinha
- 2 colheres (sopa) de azeite de oliva (30 mL)
- 1 colher (chá) de pimenta-do-reino
- ½ colher (chá) de sal

1. **Purê:** Preaqueça o forno a 180 °C. Corte (com cuidado) a abóbora ao meio, retire as sementes e leve para assar até a polpa amolecer (cerca de 30 minutos). Depois, retire a polpa com uma colher e transfira para um processador, tempere com pimenta e sal, adicione uma colher (sopa) do caldo de legumes e bata até ficar um creme liso e firme. Se precisar, adicione mais caldo para ajustar a consistência do creme. Reserve.

2. **Recheio:** Corte os cogumelos em fatias pequenas, a cenoura e a abobrinha em cubos do mesmo tamanho, pique a salsinha também. Em uma frigideira, coloque o azeite de oliva, os cogumelos, a cenoura e a abobrinha, refogue por 3 minutos sempre mexendo. Acrescente o restante do caldo de legumes e o molho shoyu (ou shoyu de coco ou tamari), espere reduzir. Desligue o fogo e misture a salsinha picada.

3. **Montagem:** Coloque o recheio no fundo de um refratário (20 × 16 cm) que vai ao forno e cubra com o purê de abóbora. Leve para assar por 20 minutos no forno preaquecido a 180 °C. Alternativamente, você pode montar o escondidinho em ramekins individuais.

Por porção: Proteína: 16,2 g / Carboidratos: 25,9 g / Gordura: 15 g / Fibras: 8,6 g

DICA

Se a polpa da abóbora estiver muito mole, então não precisa adicionar o caldo de legumes, apenas tempere e mexa bem. Alguns tipos de molho shoyu podem conter glúten, então você pode substituir por shoyu de coco ou molho tamari japonês. Experimente substituir o purê de abóbora por purê de batata-doce e ter uma receita completamente nova.

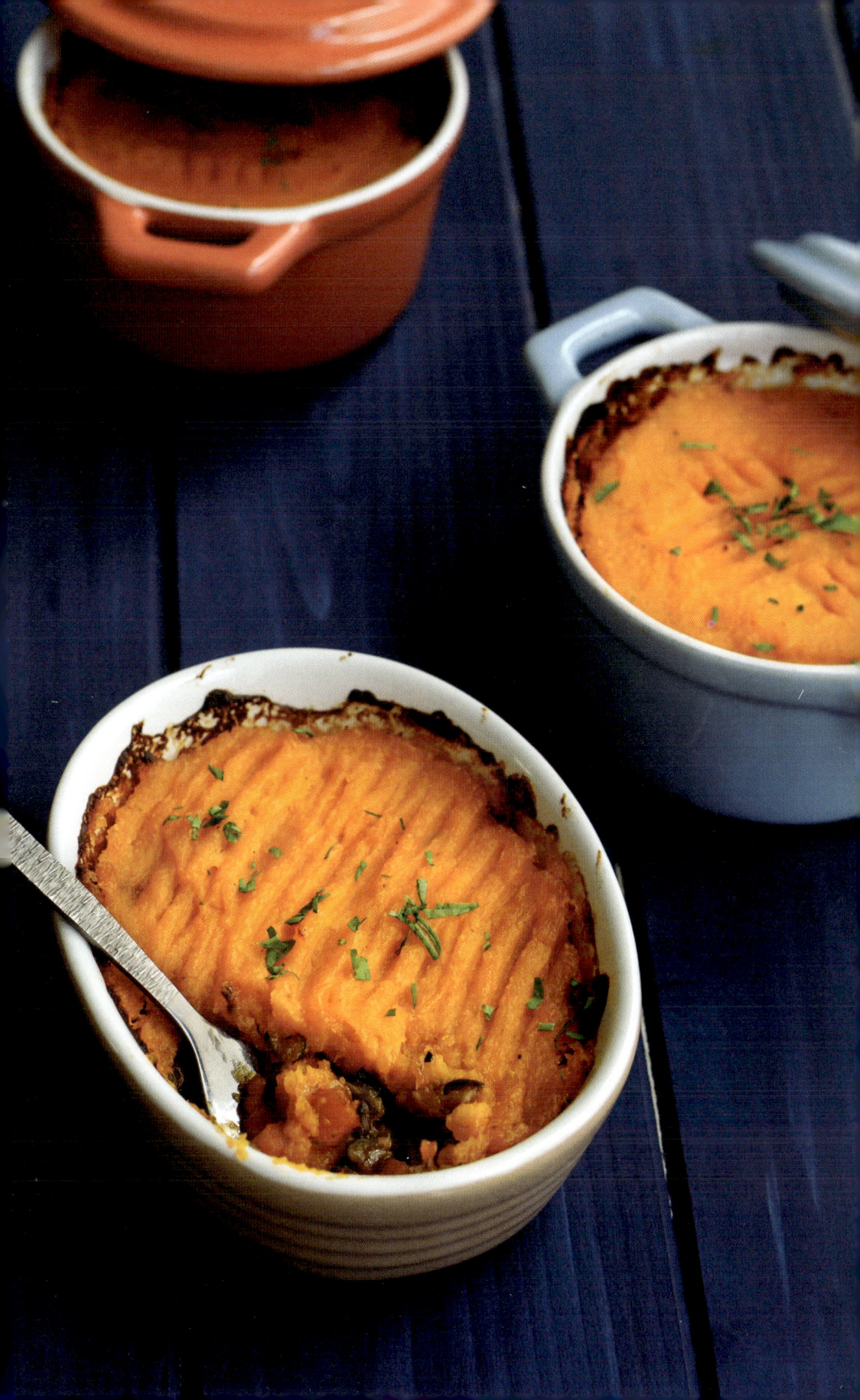

LASANHA DE FRANGO COM ABOBRINHA

Preparo: 20 minutos
Tempo total: 50 minutos

Rende: 6 porções

Calorias: 176

Ingredientes

- 3 abobrinhas
- 300 g de frango desfiado
- ½ cebola branca picadinha
- 1 dente de alho amassado
- 1 tomate sem sementes e picado
- 2 colheres (sopa) de extrato de tomate
- ½ colher (chá) de páprica doce
- ½ colher (chá) de tomilho fresco picado
- ½ colher (chá) de pimenta-do-reino
- 1 e ½ xícara de queijo muçarela, fatiado ou ralado
- Azeite para refogar e untar
- Orégano ou tomilho desidratado para finalizar
- Sal a gosto

Modo de preparo

1. Corte as abobrinhas em fatias finas no sentido de seu comprimento. Salpique sal e deixe descansando por 30 minutos para liberar sua água.
2. Em uma panela (no fogo médio), refogue a cebola com o alho por um minuto.
3. Acrescente o frango desfiado, o tomate, o extrato de tomate, a páprica, o tomilho fresco, a pimenta-do-reino, o sal e mexa por 3 minutos.
4. Em um refratário, unte o fundo com azeite, arrume as fatias da abobrinha e coloque o recheio por cima, em seguida adicione queijo muçarela. Continue fazendo camadas de abobrinha, recheio de frango e queijo até a borda do refratário.
5. Finalize com queijo muçarela por cima e orégano ou tomilho desidratado.
6. Leve para assar por 35 minutos. Sirva quente.

Por porção: Proteína: 22,1 g / Carboidratos: 3,8 g / Gordura: 8,1 g / Fibras: 1,2 g

DICA

A abobrinha libera bastante água, por isso é importante você deixar as fatias descansando por pelo menos 30 minutos. Descarte a água e use na receita. Mesmo assim, pode ser que libere um pouco mais de água na lasanha, e isso vai depender de quão maduras estarão suas abobrinhas.

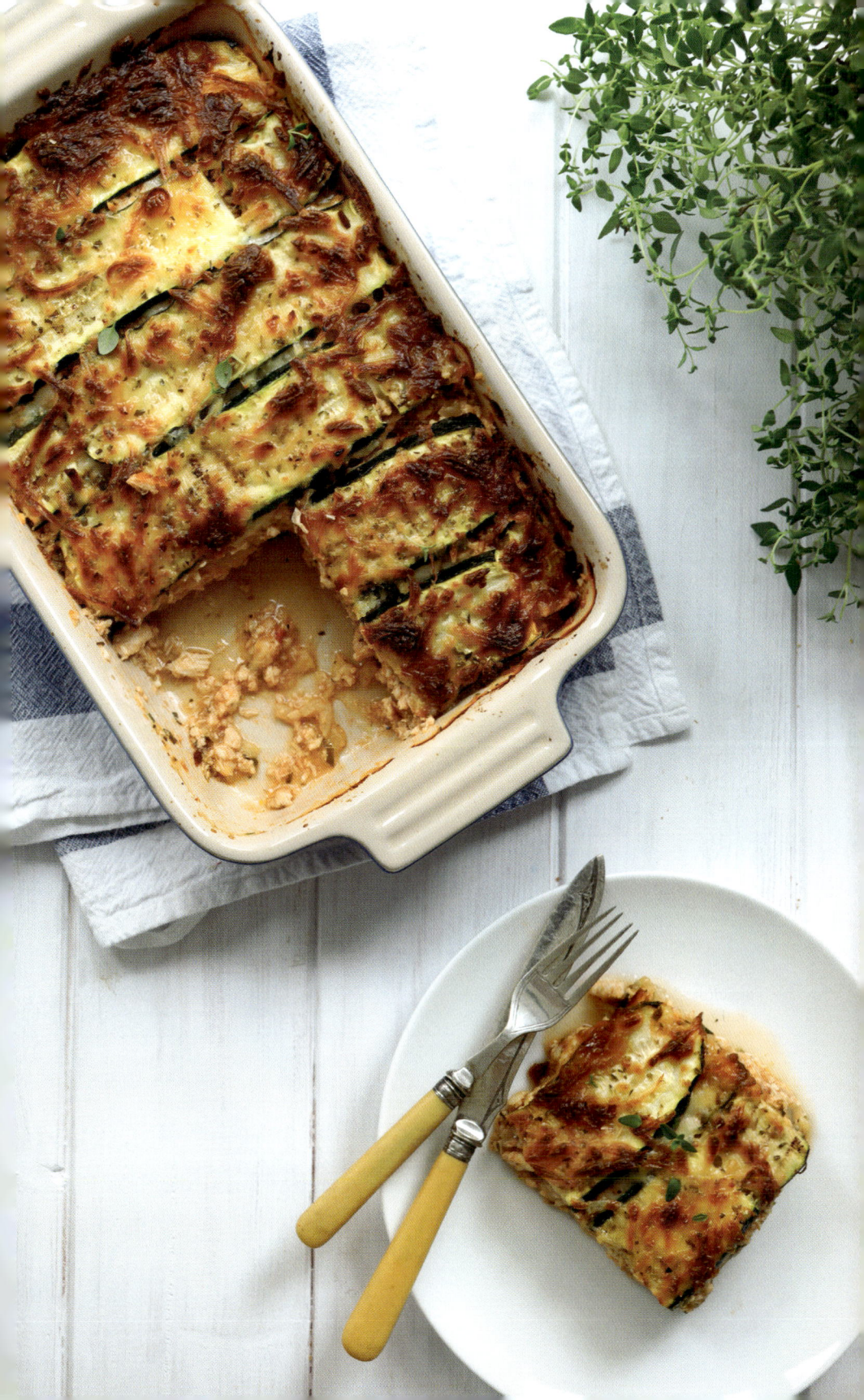

SANDUÍCHE DE FRANGO

Preparo: 15 minutos   Rende: 2 porções   Calorias: 387

- 4 fatias de pão de forma integral
- 120 g de frango desfiado
- 90 g de ricota fresca ou creme de ricota
- 2 colheres (sopa) de azeitonas picadas
- ½ xícara de milho em lata ou de uma espiga
- 1 cenoura ralada
- ½ colher (chá) de pimenta-do-reino
- ½ colher (chá) de sal

Opcional: Folhas de alface e cenoura ralada

1. Misture em uma tigela o frango desfiado, a ricota, as azeitonas, o milho, a cenoura, a pimenta-do-reino e o sal.
2. Coloque a mistura em uma fatia de pão, adicione alface e cenouras (opcional) e cubra com a outra fatia.
3. Corte ao meio e enrole em papel-alumínio.
4. Leve na marmita e mantenha na geladeira.

Por porção: Proteína: 29,2 g / Carboidratos: 39,5 g / Gordura: 12,9 g / Fibras: 6,2 g

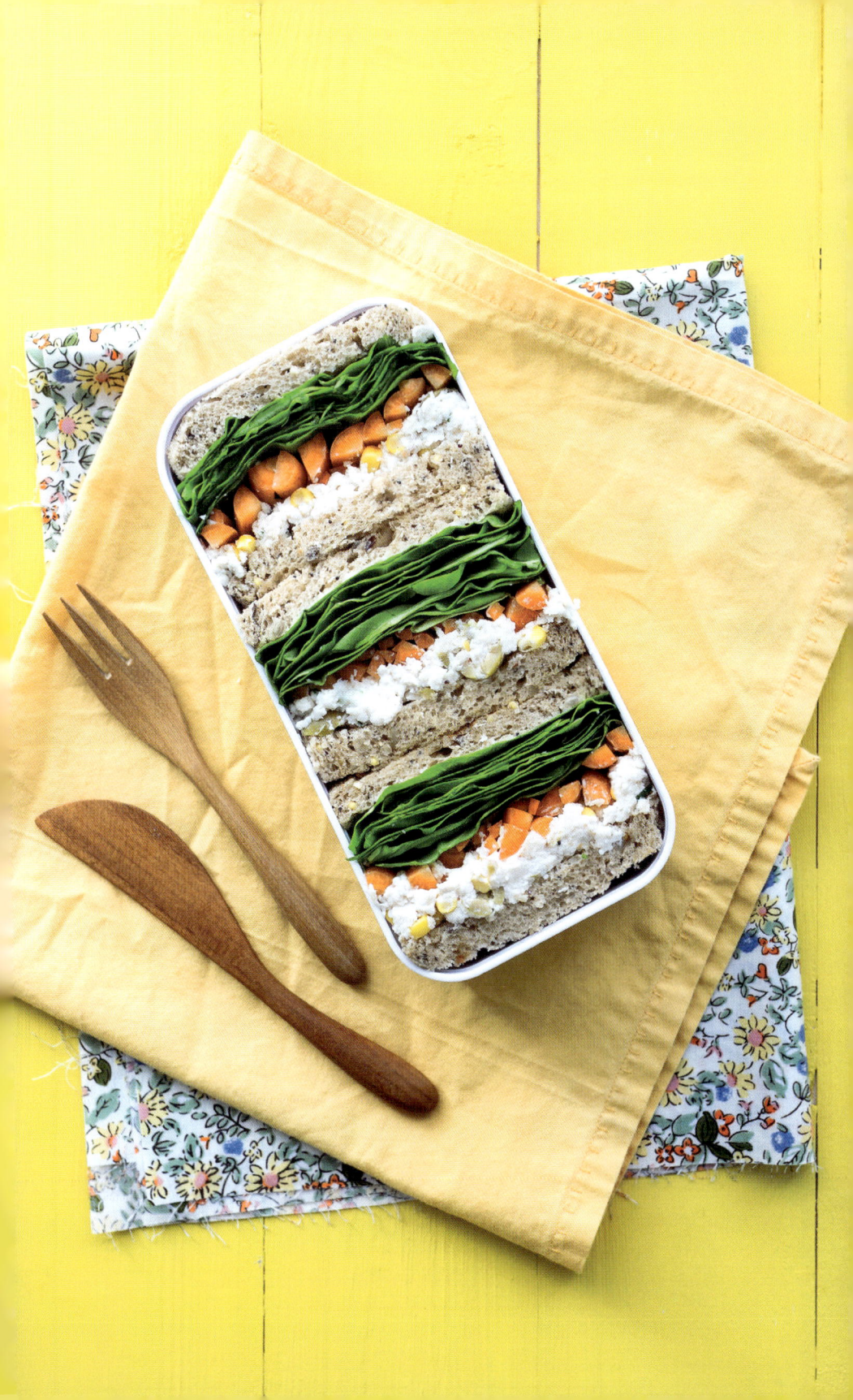

WRAP VEGETARIANO

Preparo: 9 minutos
Tempo total: 15 minutos

Rende: 1 wrap

Calorias: 219

1 pão para wrap (você pode comprar já pronto)

3 fatias pequenas de queijo coalho (ou queijo halloumi)

1 colher (sopa) de cream cheese

3 tomates-secos

Alface-americana lavada

1. Esquente uma frigideira sem óleo, coloque o pão de wrap por 1 minuto para aquecer cada lado. Não aqueça demais, pois precisa dobrar. Reserve.
2. Na mesma frigideira, espalhe as fatias de queijo e espere dourar cada lado. Você pode usar um grill para dourá-los.
3. Passe o cream cheese em apenas um lado do pão de wrap, arrume a alface, os tomates-secos e, por último, o queijo tostado (ou grelhado).
4. Enrole o pão começando pela parte do recheio. Para segurar, passe um pouco de cream cheese na ponta.
5. Sirva em seguida ou enrole em papel-alumínio para levar na marmita (não precisa requentar).

Por porção: Proteína: 9,4 g / Carboidratos: 18,2 g / Gordura: 10 g / Fibras: 3 g

DICA

Dobre ou triplique a receita para preparar mais wraps. Você pode encontrar o pão em supermercado; eles também podem ser encontrados com o nome de tortilha. Você pode usar apenas 1 fatia comprida de queijo, entretanto 3 fatias pequenas são mais fáceis de manusear na hora de tostá-lo.

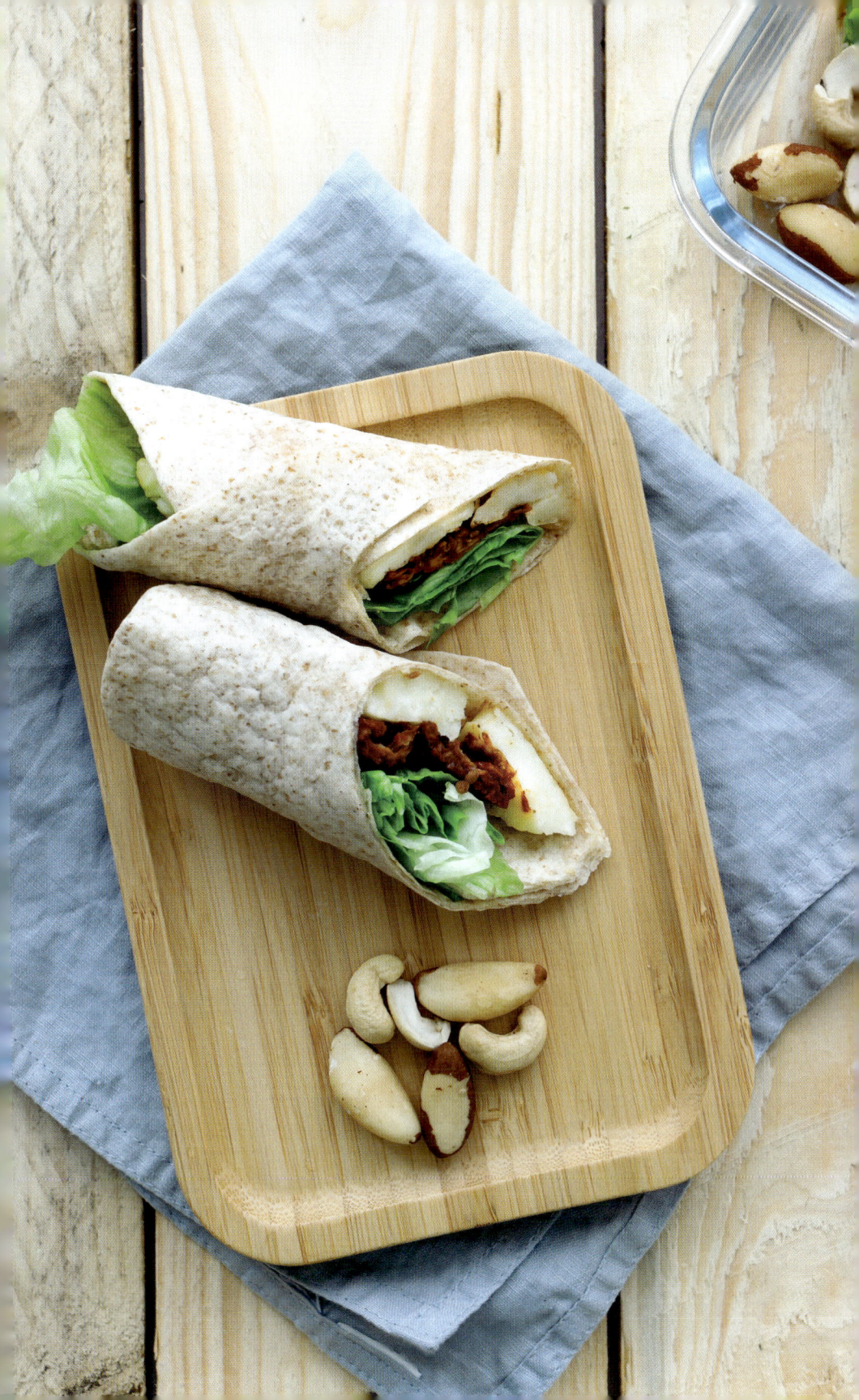

FALÁFEL PRÁTICO

Preparo: 15 minutos
Tempo total: 35 minutos

Rende: 12 unidades

Calorias: 194
(4 unidades)

---

1 e ½ xícaras de grão-de-bico cozido (245 g)

⅓ xícara de farinha de grão-de-bico ou fécula de batata (60 g)

½ cebola picada de forma bem miúda

1 dente de alho picado

2 colheres (sopa) de azeite

½ xícara de cheiro-verde

½ colher (chá) de pimenta-do-reino

½ colher (chá) de sal

Cominho a gosto

1. Coloque o grão-de-bico cozido em um processador e adicione a cebola, o alho, o azeite, a pimenta, o sal, o cominho e bata para misturar os ingredientes.

2. Adicione o cheiro-verde e bata por 30 segundos. Acrescente a farinha no processador e bata até virar uma massa, ou misture com as mãos. Isso ajuda a dar estrutura ao faláfel.

3. Faça bolinhas, achate-as levemente, espalhe por uma assadeira.

4. Asse por 20 minutos a uma temperatura de 180 °C.

5. Alternativamente, você pode fazer na frigideira (ficam ainda melhores).

6. Sirva com algum molho da página 104 ou use um pão pita para servir com alface, pepino, tomate, faláfel e o molho.

Por porção: Proteína: 5,1 g / Carboidratos: 24,9 g / Gordura: 9 g / Fibras: 4,8 g

DICA

Você também pode substituir por farinha de arroz para dar estrutura ao faláfel.

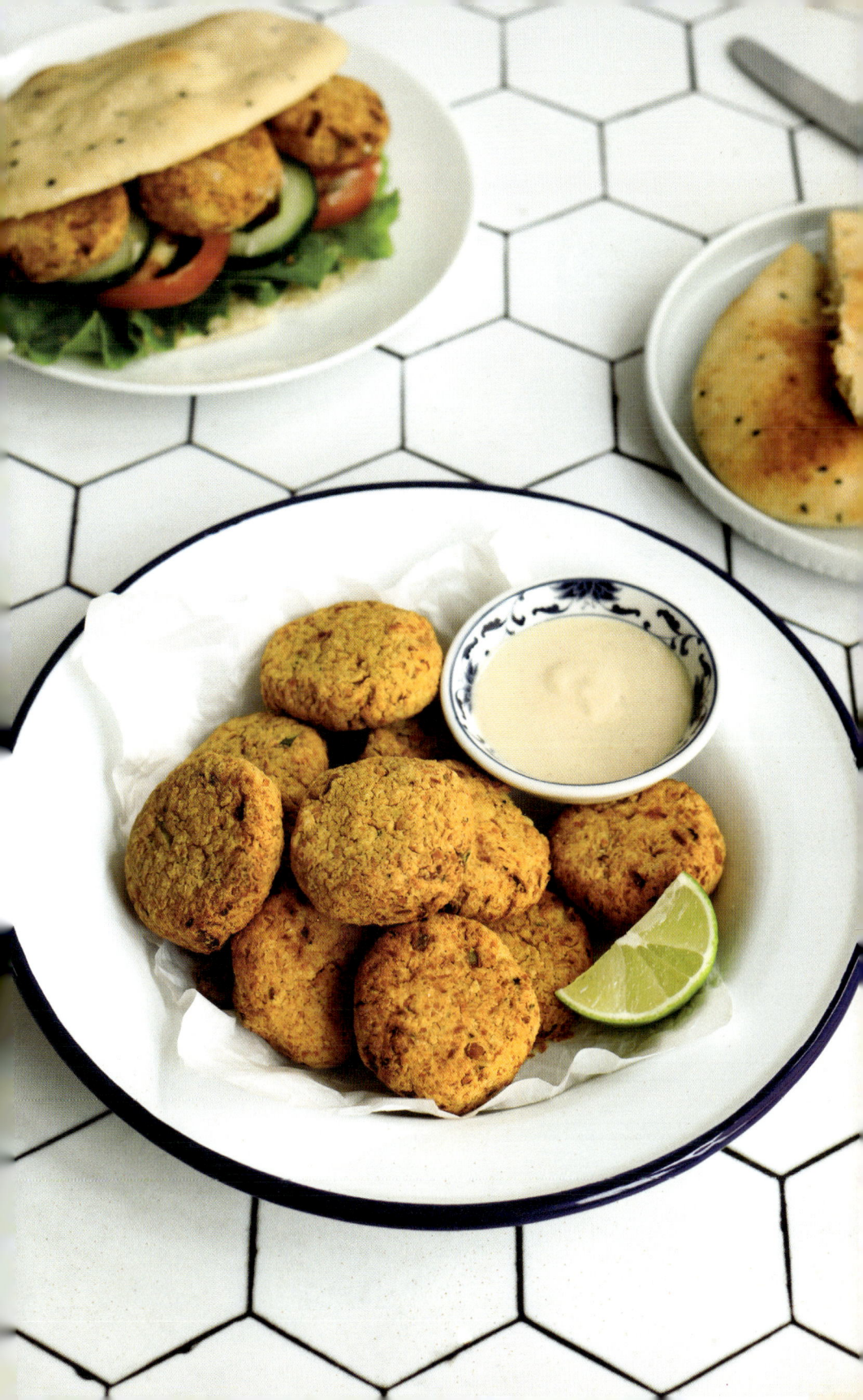

Lanches e snacks saudáveis

BARRINHA DE AVEIA (SEM COZINHAR)

Preparo: 20 minutos **Rende:** 12 barrinhas **Calorias:** 111 (por barrinha)

- 1 xícara de aveia em flocos (82 g)
- 1 colher (sopa) cheia de uva-passa (15 g)
- 2 colheres (sopa) de castanha-de-caju (30 g)
- 1 colher (sopa) de chia (10 g)
- 1 colher (sopa) de linhaça triturada (10 g)
- ⅓ xícara de pasta de amendoim (90 g)
- 2 colheres (sopa) de mel (40 g)
- 2 colheres (sopa) de água morna (30 mL)

Opcional: Cranberries, mirtilos secos picados e chocolate derretido

1. Pique as uvas-passas, as castanhas-de-caju e coloque em uma tigela.
2. Acrescente a aveia em flocos, as cranberries ou mirtilos (opcional), a chia, a linhaça triturada, a pasta de amendoim, o mel e misture bem (pode ser com as mãos).
3. Se a mistura estiver quebradiça, adicione água morna e continue mexendo até os ingredientes começarem a se juntar.
4. Coloque a mistura em um refratário quadrado (pequeno) forrado com papel-manteiga e pressione bem com as pontas dos dedos ou o peito de uma colher.
5. Coloque para gelar por 1 hora, remova do refratário e corte em retângulos.

Opcional: Decore com chocolate derretido e espere o chocolate endurecer antes de tocá-los.

Enrole em papel-alumínio e leve na bolsa para comer depois.

Por porção: Proteína: 3,4 g / Carboidratos: 12 g / Gordura: 5,7 g / Fibras: 1,8 g

DICA

As cranberries e mirtilos secos têm um sabor mais azedo e você pode encontrá-los em lojas de produtos naturais ou em alguns supermercados. Você pode usar outra fruta seca.

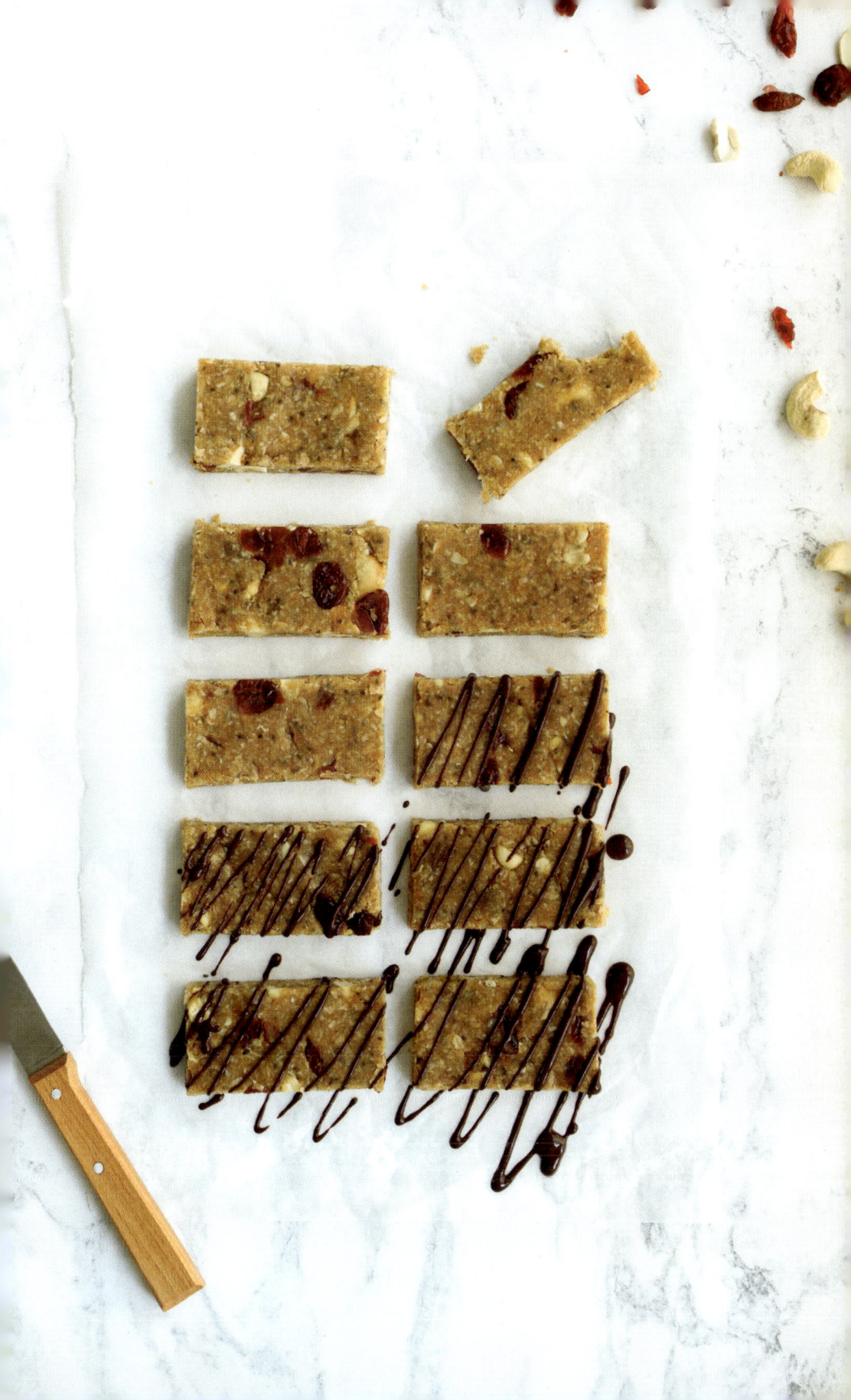

FLAPJACK

A primeira vez que comi barrinhas flapjack foi na Inglaterra. São macias e bem docinhas. Na receita original costuma ir muita manteiga, mas aqui eu apresento uma versão bem mais levinha.

Preparo: 15 minutos
Tempo total: 45 minutos

Rende: 8 quadrados

Calorias: 158

- 2 xícaras de aveia em flocos (170 g)
- 1 colher (chá) de canela em pó
- ½ colher (chá) de gengibre em pó
- ½ colher (chá) de cardamomo em pó
- 1 pitada de noz-moscada
- 1 pitada de sal
- 1 colher (sopa) de uva-passa picada (ou tâmaras)
- **Opcional:** ⅓ xícara de amêndoas laminadas (35 g)
- 1 gema
- 1 colher (sopa) de água gelada (15 mL)
- 4 colheres (sopa) de xarope de agave, mel, melado ou néctar de coco
- ¼ de xícara de leite vegetal (60 mL)

Opcional para decorar: Chocolate derretido

1. Preaqueça o forno a 180 °C.
2. Primeiro, misture os ingredientes secos em uma tigela: a aveia em flocos, a canela, o gengibre, o cardamomo, a noz-moscada, a pitada de sal, as uvas-passas e as amêndoas laminadas (opcional).
3. Em outra tigela, coloque a gema e a água gelada, misture bem até a gema ficar líquida; ela vai substituir a manteiga nessa receita.
4. Na gema líquida, adicione também o agave (ou mel, melado, néctar de coco) e o leite vegetal (qualquer tipo da página 48). Misture bem.
5. Coloque os líquidos nos ingredientes secos e misture com uma colher. Tenha certeza de que a aveia absorveu boa parte do líquido, o que leva em torno de 2 minutos mexendo.
6. Passe a mistura para uma forma forrada com papel-manteiga ou antiaderente, aperte bem a aveia na forma.
7. Leve para assar por 30 minutos no forno preaquecido.
8. Retire do forno e corte em quadrados.

    Opcional: Antes de cortar você pode cobrir com chocolate derretido e deixar esfriar na geladeira, depois corte em quadrados, embale e leve na sua bolsa.

Por porção: Proteína: 4,7 g / Carboidratos: 24,3 g / Gordura: 3,8 g / Fibras: 3,1 g

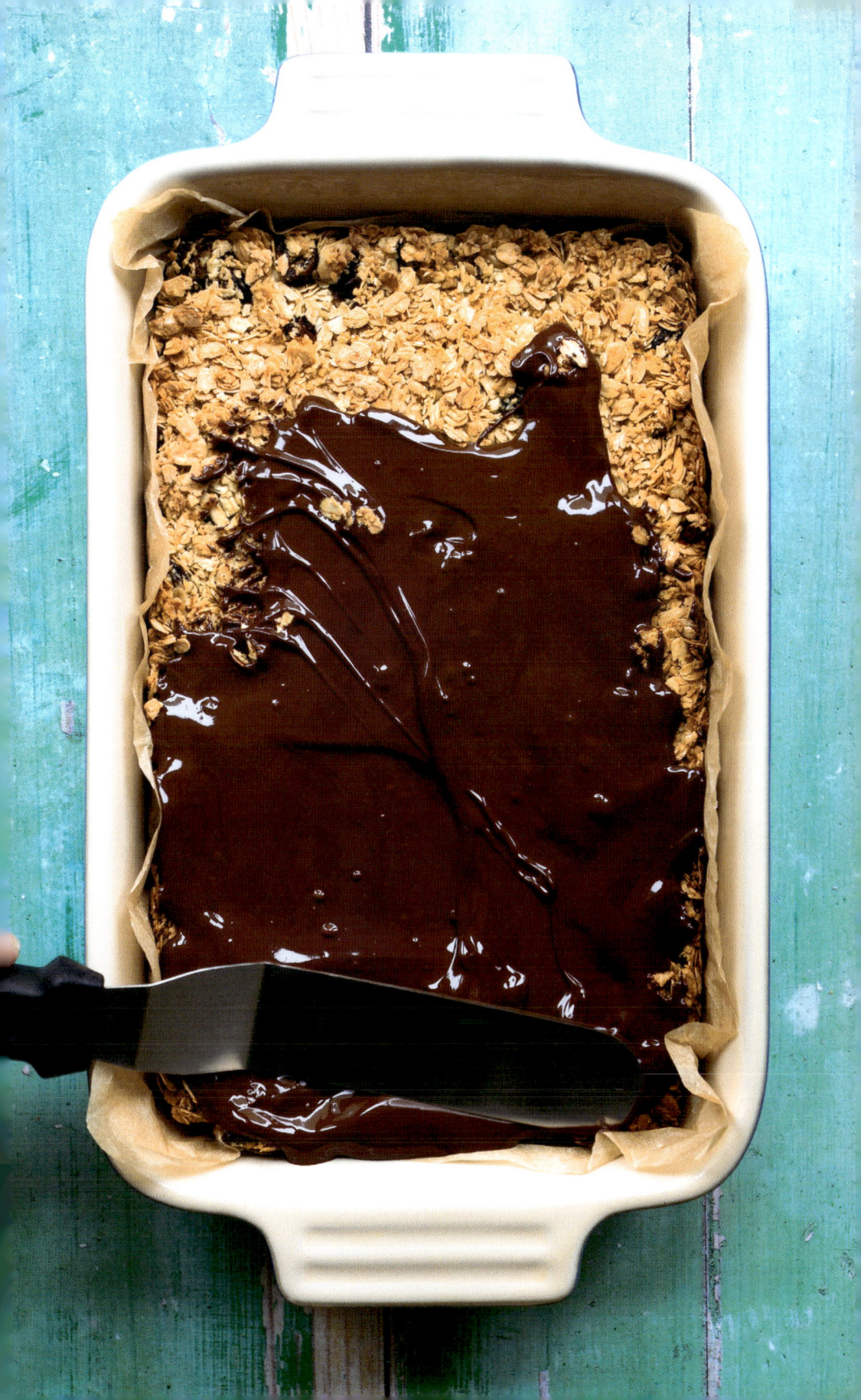

COOKIES DE CASTANHA-DO-PARÁ

Preparo: 12 minutos
Tempo total: 30 minutos

Rende: 18 cookies

Calorias: 94 (por cookie)

Ingredientes

- 1 xícara de farinha de aveia (80 g)
- ¼ xícara de farinha de arroz ou amido de milho (40 g)
- ½ xícara de açúcar mascavo (75 g)
- 4 colheres (sopa) de óleo de coco (60 mL)
- 3 colheres (sopa) de água filtrada (45 mL)
- ½ xícara de castanha-do-pará picada
- Pitada de sal

Modo de preparo

1. Preaqueça o forno a 180 °C.
2. Em uma tigela, misture as farinhas, o açúcar mascavo e a pitada de sal, que são ingredientes secos.
3. Depois, adicione o óleo de coco, a água filtrada, as castanhas picadas e mexa bem com uma colher ou com as mãos.
4. Tire uma porção de cada vez com uma colher para arrumar em uma assadeira.
5. Arrume várias porções deixando um espaço entre cada cookie, pois a massa se espalha.
6. Leve para assar por 18 minutos no forno preaquecido.
7. Retire do forno, remova com cuidado da assadeira e deixe em uma grade de resfriamento.
8. Guarde em um pote fechado para consumir quando quiser.

Por unidade: Proteína: 1,2 g / Carboidratos: 11,8 g / Gordura: 4,8 g / Fibras: 0,6 g

DICA

Se a massa estiver muito seca, adicione mais óleo de coco; ela fica um pouco oleosa mas mãos, mas os cookies ficarão sequinhos depois de assados. A grade de resfriamento ajuda a deixá-los crocantes, mas é um passo opcional e você pode deixá-los esfriando na própria assadeira.

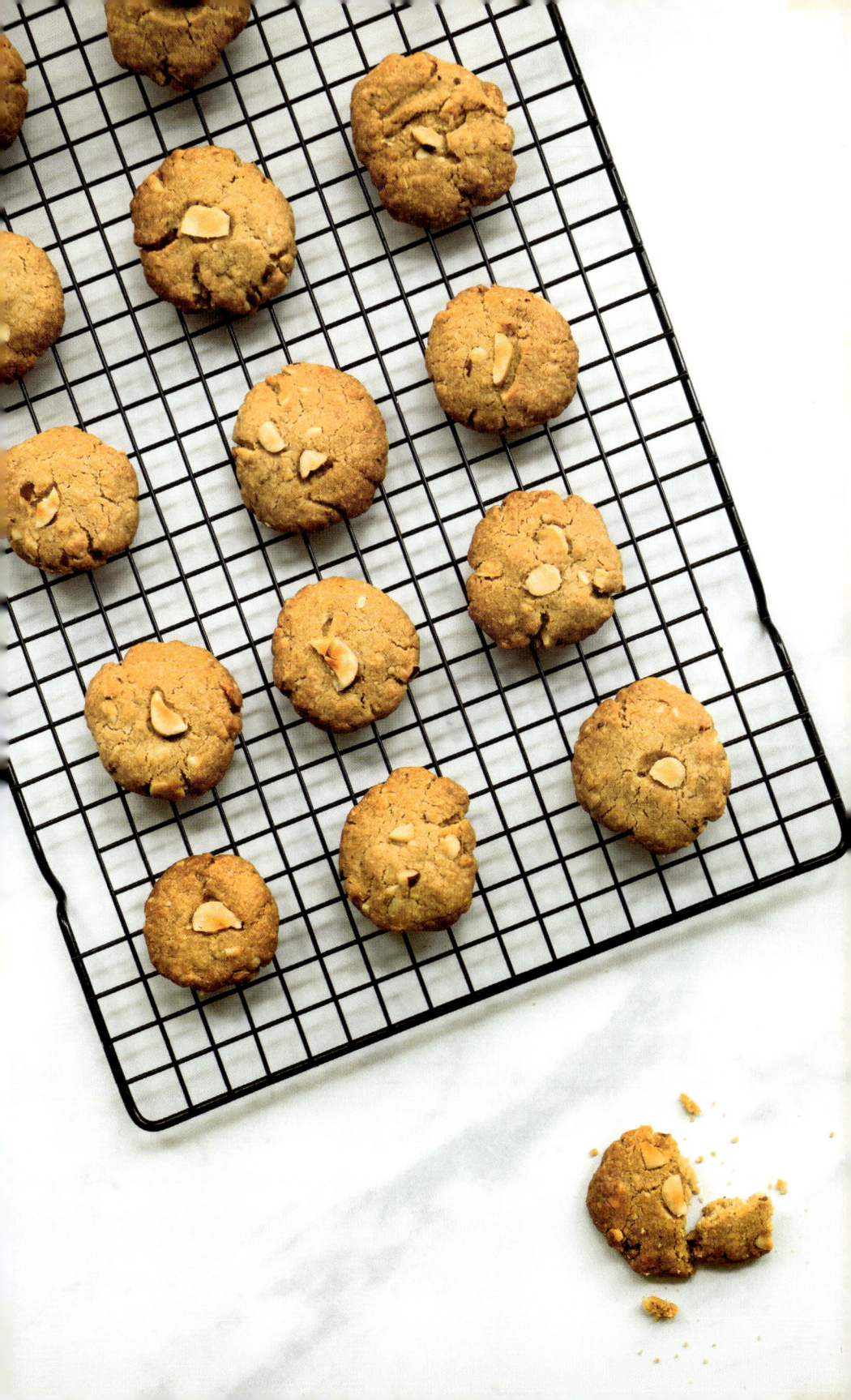

TORTA DE PALMITO SEM GLÚTEN

Preparo: 10 minutos
Tempo total: 35 minutos

Rende: 6 fatias

Calorias: 303 (por fatia)

Massa:

1 xícara de farinha de arroz

½ xícara de goma de tapioca ou polvilho doce

2 colheres (sopa) de azeite (30 mL)

¼ xícara de água (60 mL)

3 ovos

1 colher de chá de fermento. Pode ser utilizado o da receita da página 50.

½ colher de chá de sal

Recheio:

1 tomate picado, sem sementes

½ cebola branca picada

½ xícara de milho (da espiga, congelado ou da lata)

½ xícara de ervilhas (congeladas ou da lata)

1 e ½ xícara de palmito picado (em conserva)

1 colher (sopa) de azeite

½ colher (chá) de sal

1. Preaqueça o forno a 180 °C.

Massa:

2. No liquidificador, coloque primeiro os ingredientes líquidos (os ovos, o azeite, a água), acrescente os ingredientes secos (farinha de arroz, goma de tapioca, sal) e bata até ficar homogêneo. Adicione o fermento e mexa delicadamente com uma colher.

Recheio:

1. Em uma tigela, adicione todos os ingredientes do recheio e misture com uma colher. Reserve.

Montagem:

2. Unte (com óleo) o fundo de um refratário (20 cm), adicione metade da massa, depois acrescente todo o recheio espalhando pela massa e finalize com o restante da massa por cima do recheio.

3. Leve para assar por 25 minutos ou até dourar por cima.

Por unidade: Proteína: 5 g / Carboidratos: 27,5 g / Gordura: 7,6 g / Fibras: 2 g

DICA

Varie o recheio. Você pode fazer de cogumelos, atum ou frango desfiado. Se preferir, substitua a farinha de arroz e a tapioca (ou polvilho) por 1 e ½ xícara de um mix de farinhas sem glúten.

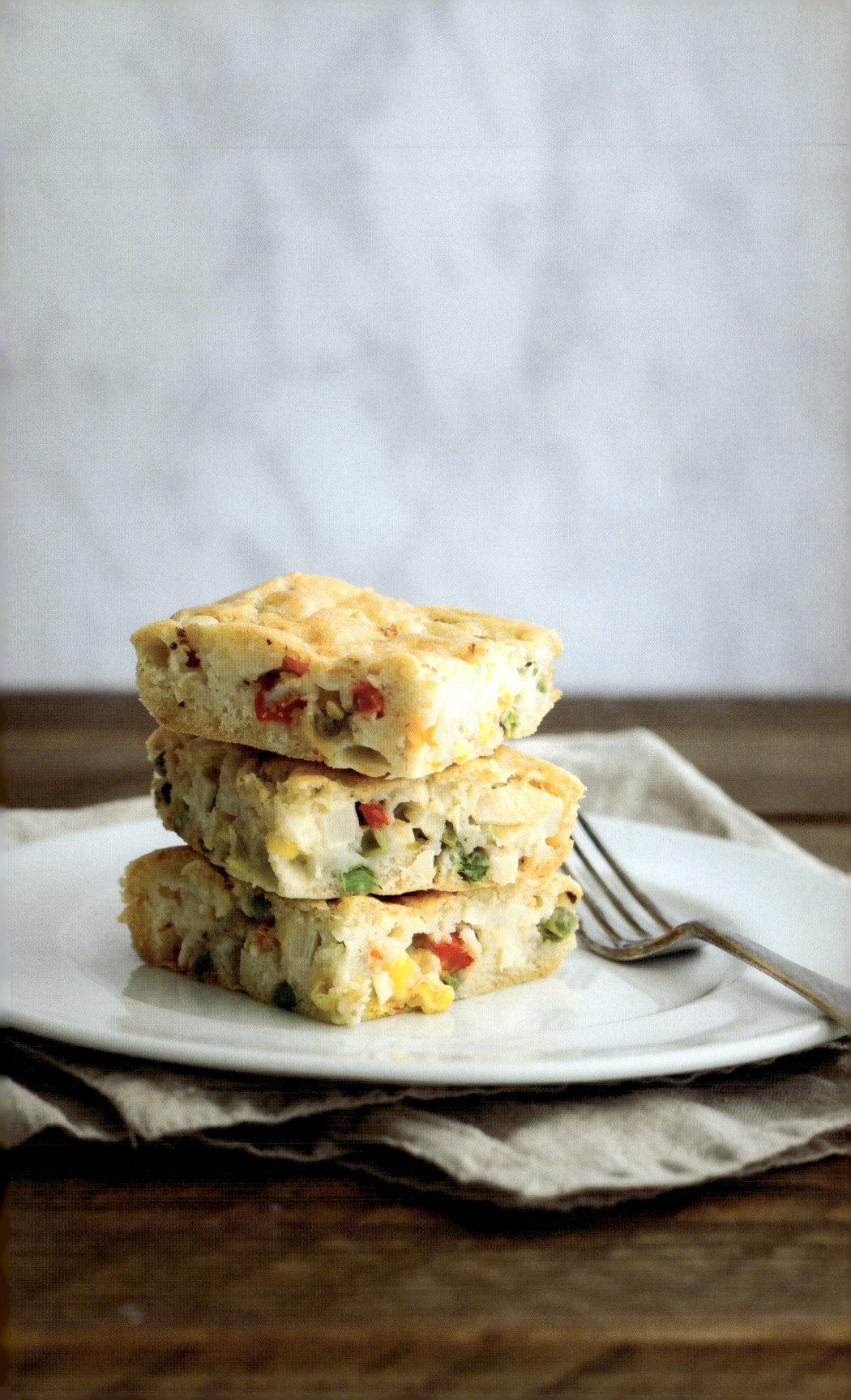

BOLO DE CENOURA COM AVEIA

Preparo: 10 minutos
Tempo total: 50 minutos

Rende: 10 fatias

Calorias: 236 (por fatia)

Ingredientes

- 2 cenouras, descascadas e raladas (170 g)
- 1 e ½ xícara de aveia em flocos (135 g)
- ½ xícara de óleo de coco líquido (125 mL)
- ½ xícara de açúcar de coco, demerara ou mascavo
- 3 ovos
- 1 colher (sopa) de fermento. Pode ser utilizado o da receita da página 50.
- Pitada de sal
- **Opcional:** Chocolate (sem lactose) derretido para decorar

Modo de preparo

1. Preaqueça o forno a 180 °C.
2. Em um liquidificador, coloque os ovos, o óleo de coco (líquido), as cenouras, a aveia, o açúcar, a pitada de sal.
3. Bata até virar um creme homogêneo e use uma espátula se estiver difícil de mexer.
4. Adicione o fermento para bolo e misture delicadamente.
5. Transfira a massa para uma forma (20 cm) untada ou forrada com papel-manteiga.
6. Leve para assar por 40 minutos, faça o teste do palito e se estiver limpo, retire do forno e espere esfriar antes de desenformá-lo.

Opcional: Sirva com chocolate derretido.

Por porção: Proteína: 4,4 g / Carboidratos: 24,4 g / Gordura: 13,7 g / Fibras: 1,8 g

DICA

O chocolate sem lactose é apenas uma sugestão opcional para que a receita continue sem lactose, mas se você preferir, pode usar qualquer chocolate convencional. Você também pode substituir o açúcar por adoçante culinário.

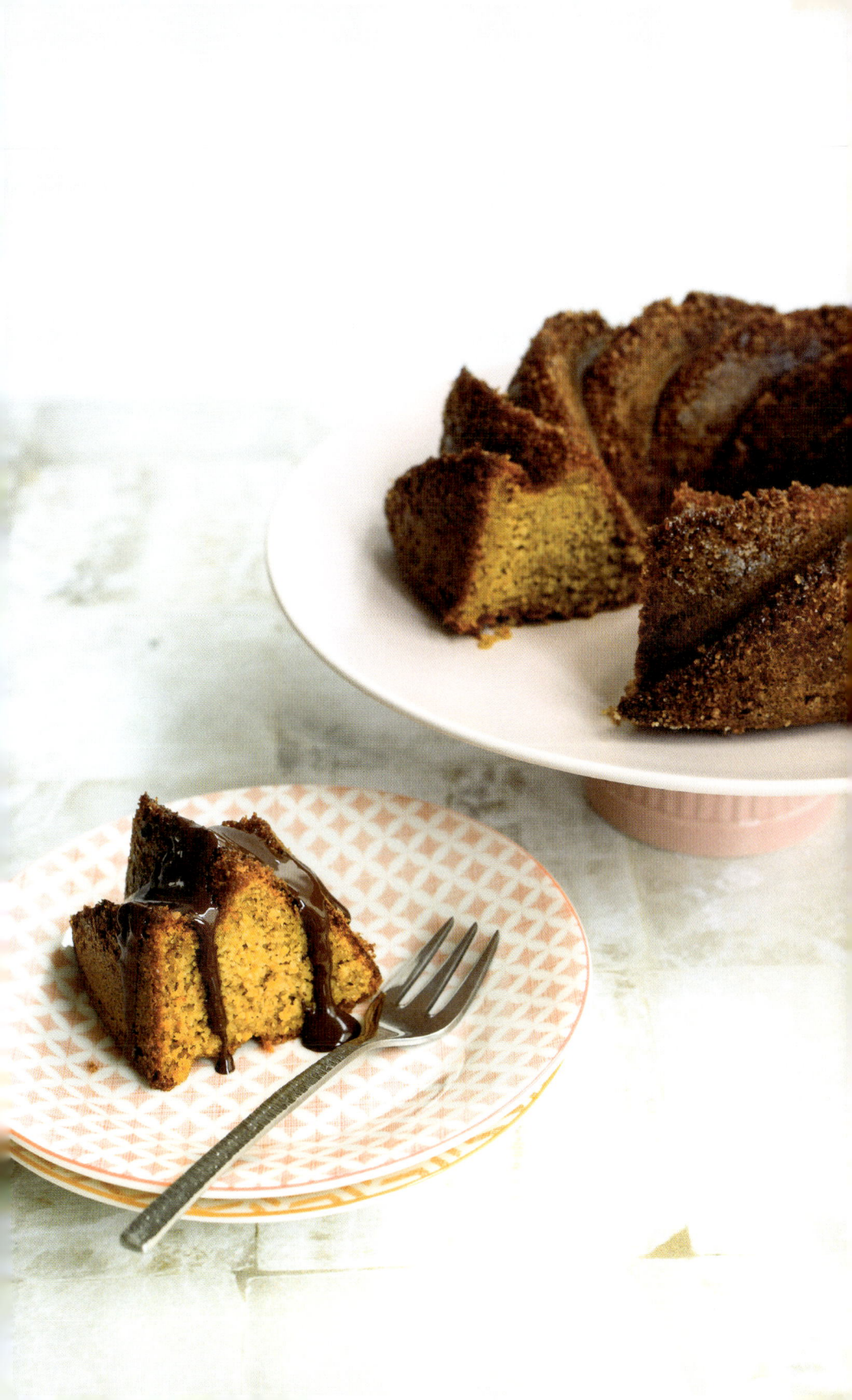

BOLO DE BANANA INVERTIDO COM ESPECIARIAS

Preparo: 25 minutos
Tempo total: 1 hora e 10 minutos

Rende: 10 fatias

Calorias: 261 (por fatia)

---

4 bananas maduras (caturra ou nanica)

3 ovos

1 e ½ xícara de farinha de aveia (pode ser trigo integral)

½ xícara de óleo de coco (ou outro tipo)

½ xícara de açúcar mascavo, demerara ou de coco

¼ xícara de água

1 colher (chá) de canela em pó

½ colher (chá) de gengibre em pó

¼ colher (chá) de noz-moscada em pó

1 colher (sopa) de fermento. Pode ser utilizado o da receita da página 50.

Pitada de sal

1. Preaqueça o forno a 180 °C.
2. Corte duas bananas no sentido do comprimento e arrume-as no fundo de uma forma de bolo (20 cm) forrada com papel-manteiga (esse papel facilita o desenforme, mas é opcional).
3. Calda: em uma panela no fogo médio, coloque o açúcar, a água e 2 colheres de óleo de coco, mexa até dissolver o açúcar e começar a ferver.
4. Derrame a calda por cima das bananas arrumadas na forma e reserve.
5. Massa: em uma tigela, amasse as outras bananas, coloque os ovos e bata com um batedor de arame. Acrescente o restante do óleo de coco, canela, gengibre, noz-moscada, a pitada de sal e mexa.
6. Coloque a farinha de aveia aos poucos, sempre mexendo, até ficar homogêneo.
7. Adicione o fermento para bolo e misture na massa delicadamente.
8. Transfira a massa para a forma em que as bananas estão arrumadas no fundo e leve para assar por 45 minutos.
9. Retire do forno e espere esfriar, desenforme com cuidado para que as bananas não grudem no fundo.

Por porção: Proteína: 4,1 g / Carboidratos: 32,8 g / Gordura: 13,4 g / Fibras: 2,4 g

DICA

Mesmo se a calda estiver muito líquida, coloque a massa assim mesmo e leve para assar que a calda desce para o fundo da forma. A massa não leva açúcar, pois já terá na calda, mas caso queira adicionar fique à vontade para alterar. Eu uso uma forma de bolo inglês, mas ele pode ser feito naquelas com furo no meio ou assadeira, e as bananas também podem ser arrumadas em rodelas.

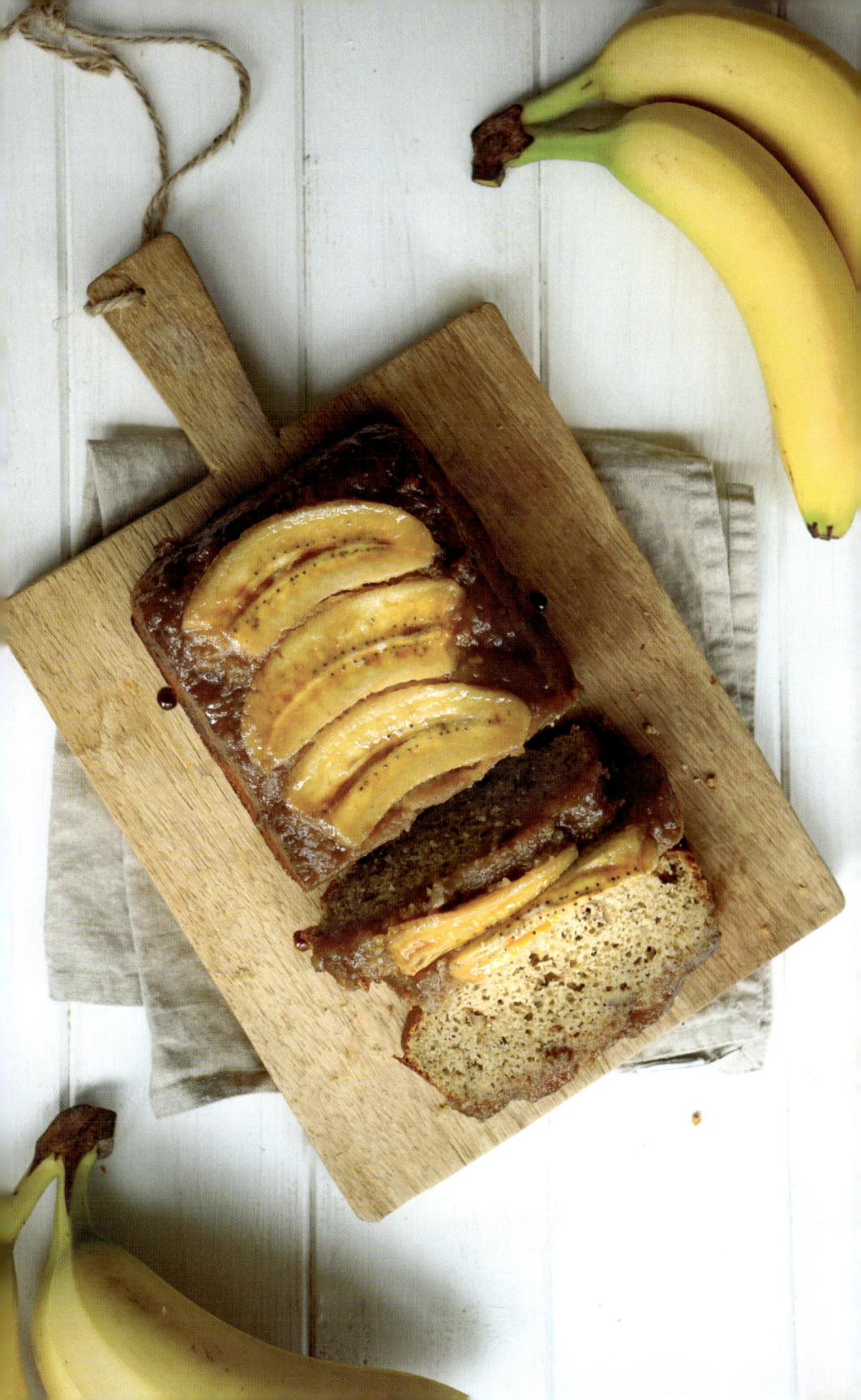

BOLO INTEGRAL DE MAÇÃ

Preparo: 20 minutos
Tempo total: 1 hora e 5 minutos

Rende: 10 fatias

Calorias: 253 (por fatia)

---

2 maçãs

1 colher (chá) de canela em pó

4 ovos ou use 3 claras + 1 ovo

½ xícara de leite vegetal (125 mL). Pode ser utilizado o da receita da página 48.

1 e ½ xícara de farinha de trigo integral

Opcional: Se sua farinha for grossa, adicione mais ½ xícara de amido de milho ou fécula de batata (80 g)

1 xícara de açúcar demerara, de coco ou mascavo

¼ xícara de óleo de coco (ou outro tipo de óleo)

1 colher (sopa) de fermento. Pode ser utilizado o da receita da página 50.

Pitada de sal

---

1. Preaqueça o forno a 180 °C.
2. Lave bem as maçãs, retire as sementes, descasque e reserve as cascas.
3. Corte a polpa das maçãs em cubos pequenos e misture com a canela em pó.
4. Em um liquidificador, coloque os ovos, o leite, as cascas das maçãs, a farinha, o açúcar, o óleo e a pitada de sal.
5. Bata tudo até ficar um creme homogêneo. Acrescente o fermento e o misture delicadamente na massa.
6. Em uma forma untada (20 cm), coloque metade da massa, espalhe as maçãs em cubos e acrescente o restante da massa por cima.
7. Leve para assar por 45 minutos no forno preaquecido.
8. Espete um palito e, se sair limpo, está pronto.

Por porção: Proteína: 5,5 g / Carboidratos: 37 g / Gordura: 7,8 g / Fibras: 3 g

DICA

Você pode substituir o trigo por farinha de aveia (mesma quantidade) ou por um mix de farinhas sem glúten. Lave muito bem as maçãs ou opte por orgânicas, pois suas cascas são usadas na massa.

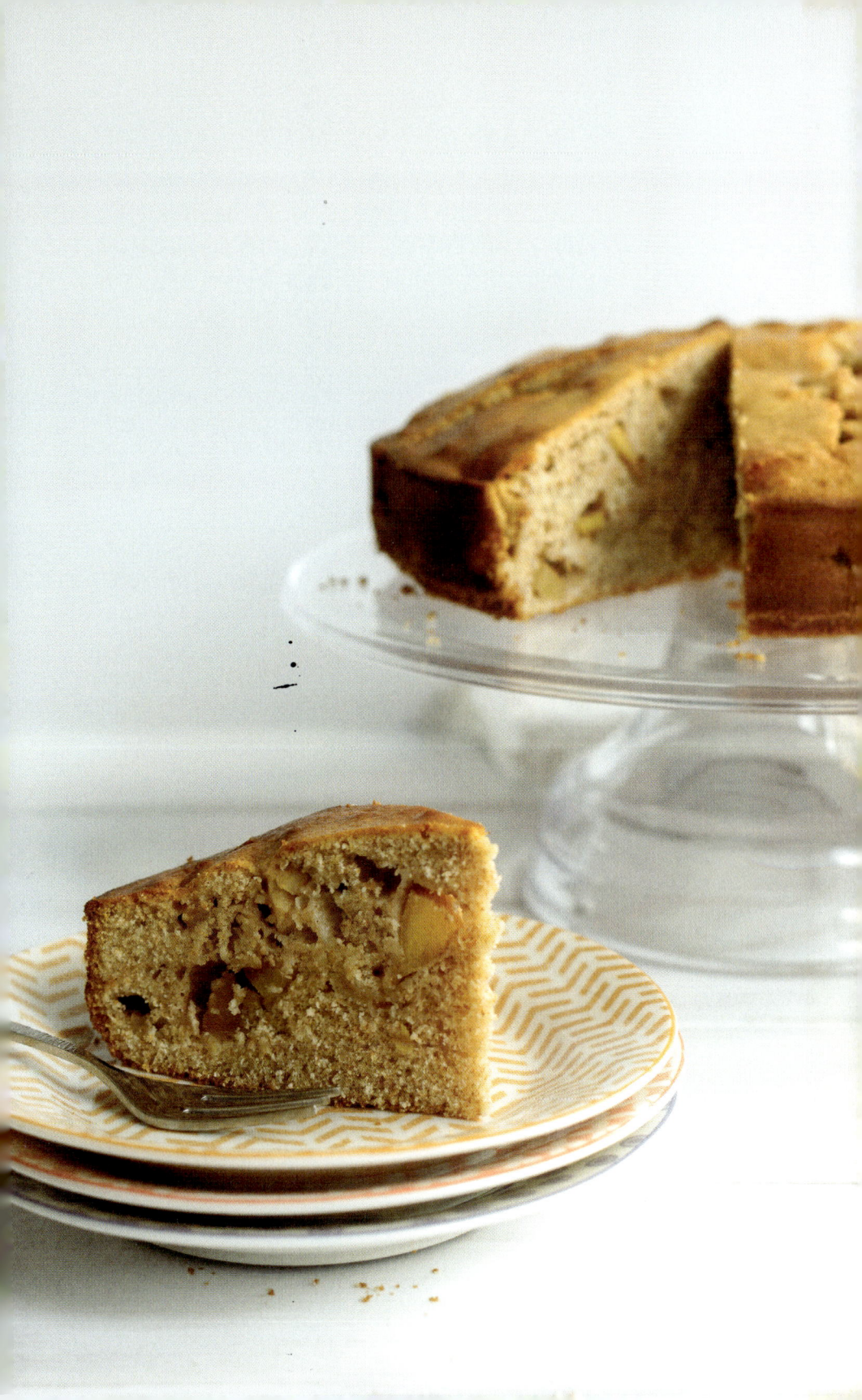

SEQUILHOS DE COCO

Preparo: 15 minutos
Tempo total: 50 minutos

Rende: 12 sequilhos

Calorias: 62
(por sequilho)

Ingredientes

- 6 colheres (sopa) bem cheias de amido de milho
- 2 colheres (sopa) de adoçante culinário
- 1 ovo (peneirado para retirar a película)
- 2 colheres (sopa) de óleo de coco
- 1 colher (sopa) de coco ralado seco
- Pitada de sal

Modo de preparo

1. Preaqueça o forno a 170 °C.
2. Em uma tigela, adicione todos os ingredientes listados e mexa até obter uma massa lisa.
3. Faça bolinhas pequenas e espalhe por uma assadeira.
4. Aperte com um garfo no meio para decorar seus sequilhos.
5. Leve ao forno por 35 minutos ou até dourar o fundo dos sequilhos.
6. Espere esfriar e guarde em um pote com tampa.

Por unidade: Proteína: 0,5 g / Carboidratos: 6,3 g / Gordura: 3,8 g / Fibras: 0 g

DICA

Se a massa estiver quebradiça, adicione um pouco mais de óleo de coco até ficar lisa.

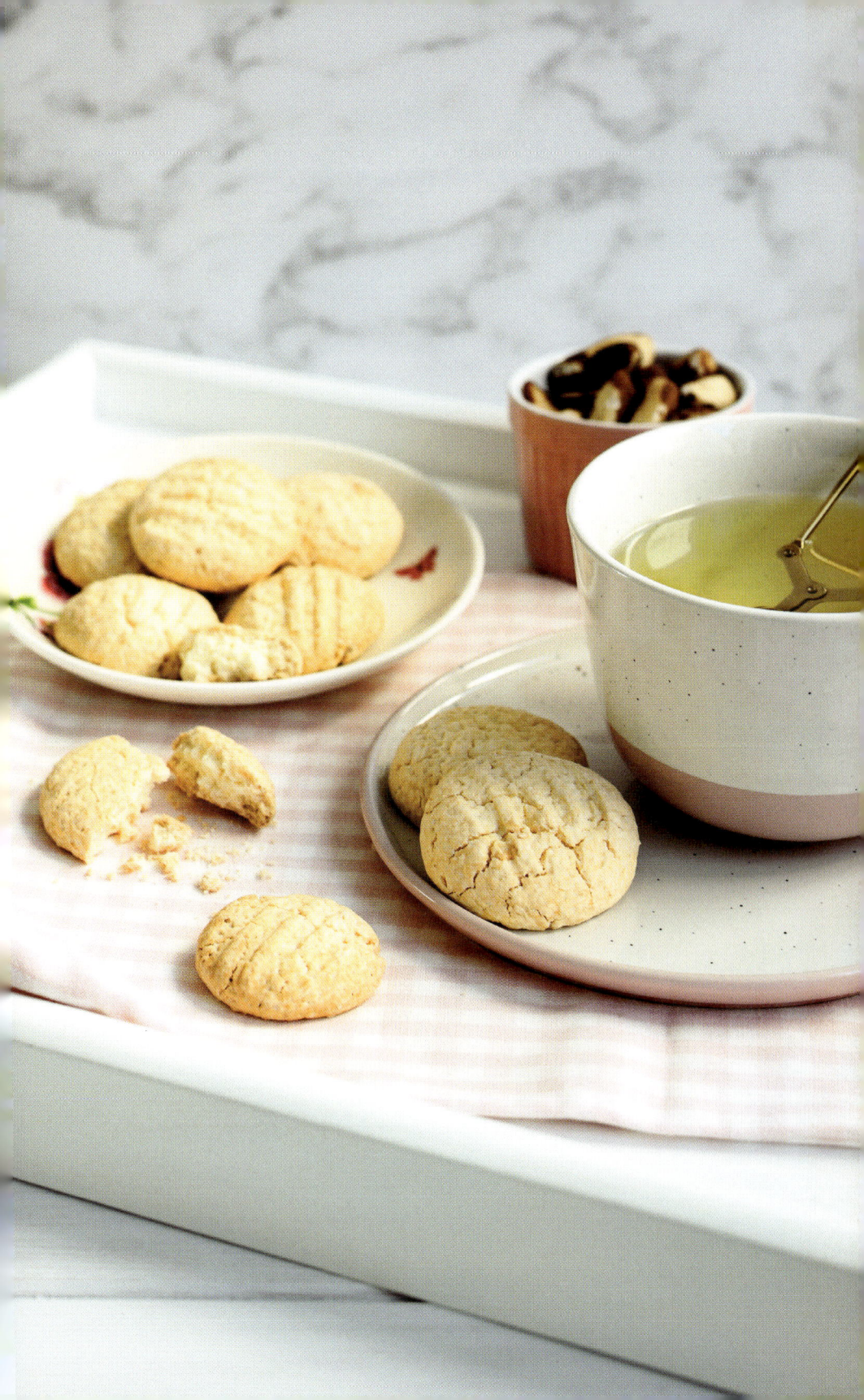

COOKIES DE AVEIA E CACAU

Preparo: 10 minutos
Tempo total: 30 minutos

Rende: 10 cookies
(35g cada)

Calorias: 133
(por cookie)

Ingredientes

- 1 xícara de farinha de aveia (90 g)
- ½ xícara de açúcar mascavo ou de coco
- ¼ xícara de cacau em pó (40 g)
- 3 colheres (sopa) de óleo de coco (45 mL)
- 3 colheres (sopa) de água (45 mL)
- 1 colher (chá) de extrato de baunilha
- Pitada de sal
- Gotas ou pedaços de chocolate

Modo de preparo

1. Preaqueça o forno a 180 °C.
2. Em uma tigela, misture os ingredientes secos (farinha de aveia, açúcar, cacau, pitada de sal).
3. Adicione o óleo de coco, a água, a baunilha e misture com uma colher até virar uma massa.
4. Forme bolinhas e espalhe por uma assadeira deixando espaço entre elas. Achate as bolinhas formando um disco e pressione as gotas ou pedaços de chocolate por cima.
5. Leve ao forno por 20 minutos.
6. Retire do forno e, com cuidado, espalhe por uma grade de resfriamento (se você tiver).
7. Espere esfriar e guarde em um pote com tampa.

Por unidade (35g): Proteína: 2 g / Carboidratos: 19 g / Gordura: 5,7 g / Fibras: 2 g

DICA

Fique de olho nos cookies para que não queimem. A grade de resfriamento ajuda a deixá-los crocantes, mas se não tiver não tem problema, ficam deliciosos da mesma forma.

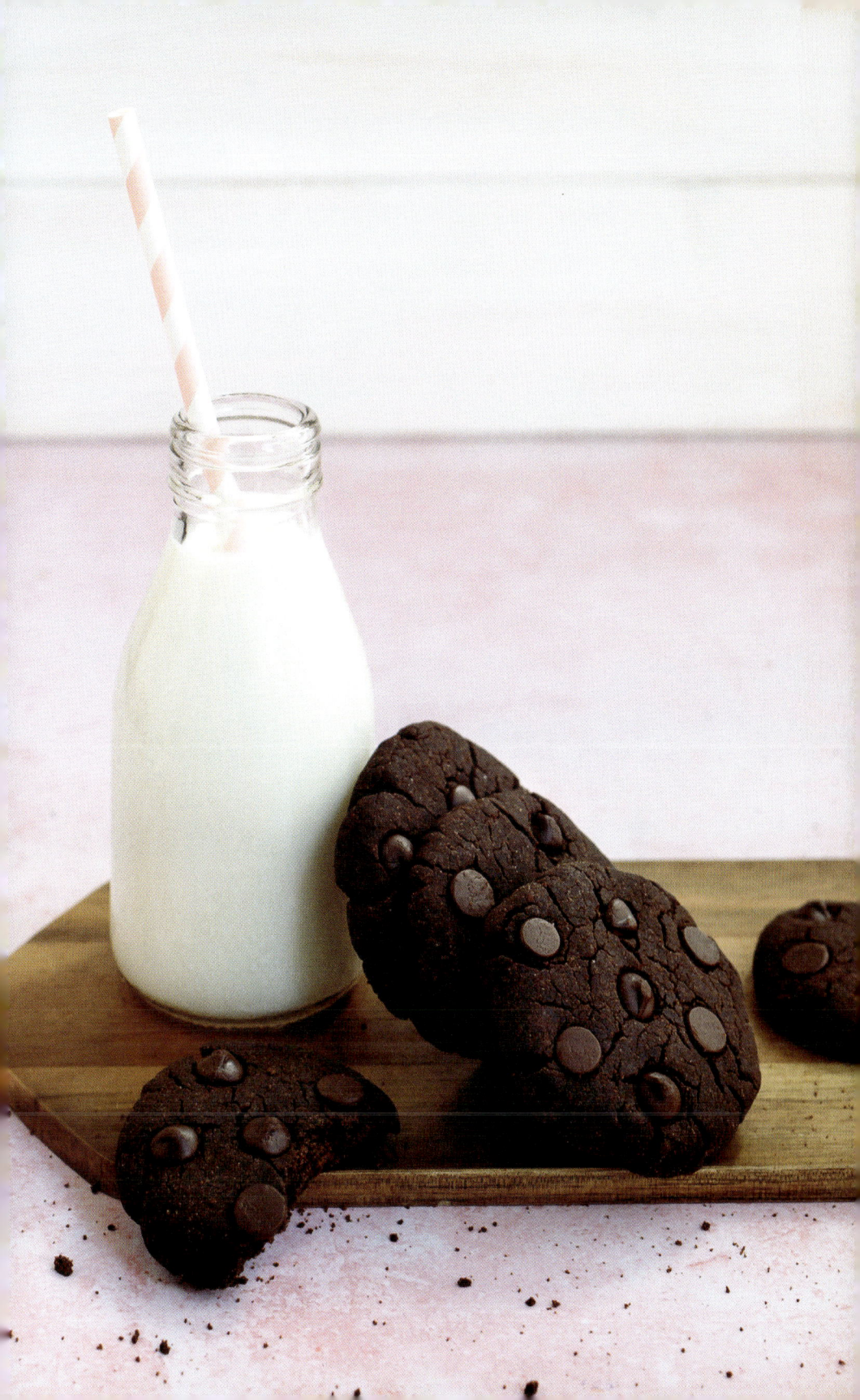

PARFAIT PERFEITO

Preparo: 10 minutos   Rende: 2 porções   Calorias: 360

- 170 g de iogurte natural
- 80 g de granola (aprenda a fazer na página 76)
- 1 colher (sopa) de mel ou agave
- ½ colher (chá) de essência de baunilha
- Frutas opcionais: morango, kiwi, figo, framboesa.

1. Em uma tigela pequena, coloque o iogurte natural, o mel, a baunilha e misture com um batedor de arame.
2. Separe 2 copos ou potes altos com tampa, coloque parte do iogurte no fundo e acrescente granola.
3. Faça outra camada adicionando mais iogurte e mais granola.
4. Finalize com suas frutas favoritas.
5. Sirva imediatamente ou use um potinho com tampa para levar como lanche. Você também pode montar o parfait apenas na hora que for servir, seja em casa ou no seu local de trabalho.

Por porção: Proteína: 13,6 g / Carboidratos: 46 g / Gordura: 14,2g / Fibras: 5,4 g

DICA

Mantenha resfriado e consuma no mesmo dia do preparo.

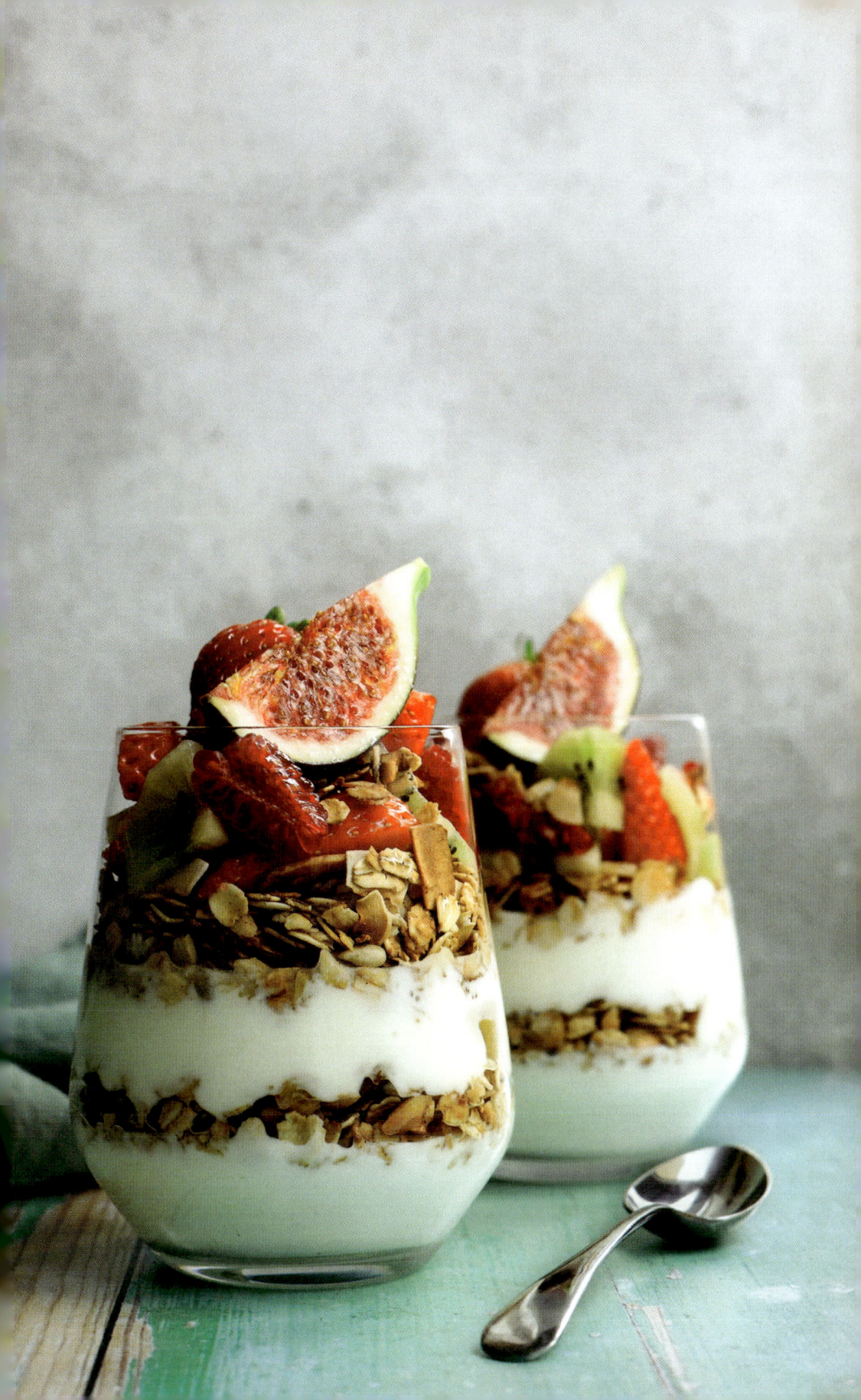

MUFFIN INTEGRAL COM RECHEIO DE AMENDOIM

Preparo: 10 minutos
Tempo total: 45 minutos

Rende: 12 muffins

Calorias: 219 (por muffin)

- 1 e ½ xícara de trigo integral
- 1 xícara de açúcar mascavo, de coco ou demerara
- ¼ xícara de cacau em pó
- 2 ovos
- ½ xícara de óleo de coco ou outro óleo (125 mL)
- ¼ xícara de leite vegetal (60 mL). Pode ser utilizado o da receita da página 48.
- 1 colher (chá) de extrato de baunilha
- 1 colher (sopa) de fermento. Pode ser utilizado o da receita da página 50.
- Pasta de amendoim (sem sal) para o recheio

1. Preaqueça o forno a 180 °C.
2. Em uma tigela, misture os ingredientes secos (trigo integral, açúcar e cacau).
3. Em outro recipiente, bata os ovos com o óleo de coco (ou outro óleo de sua preferência) e o leite vegetal.
4. Aos poucos, acrescente os ingredientes secos na mistura líquida.
5. Mexa até obter uma massa homogênea.
6. Acrescente o extrato de baunilha e mexa. Coloque o fermento para bolo delicadamente na massa.
7. Em uma forma de cupcake com 12 buracos, coloque forminhas e preencha com a massa até a metade de cada espaço.
8. Coloque uma colher de chá de pasta de amendoim em cada buraco e cubra com o restante da massa deixando um espaço de 1 cm da borda, pois vão crescer.
9. Leve para assar por 35 minutos no forno preaquecido.

Por unidade: Proteína: 3,4 g / Carboidratos: 30 g / Gordura: 10,5 g / Fibras: 2,1 g

DICA

Essa receita é superflexível, e você pode substituir o trigo integral por um mix de farinhas sem glúten e ter o mesmo resultado.

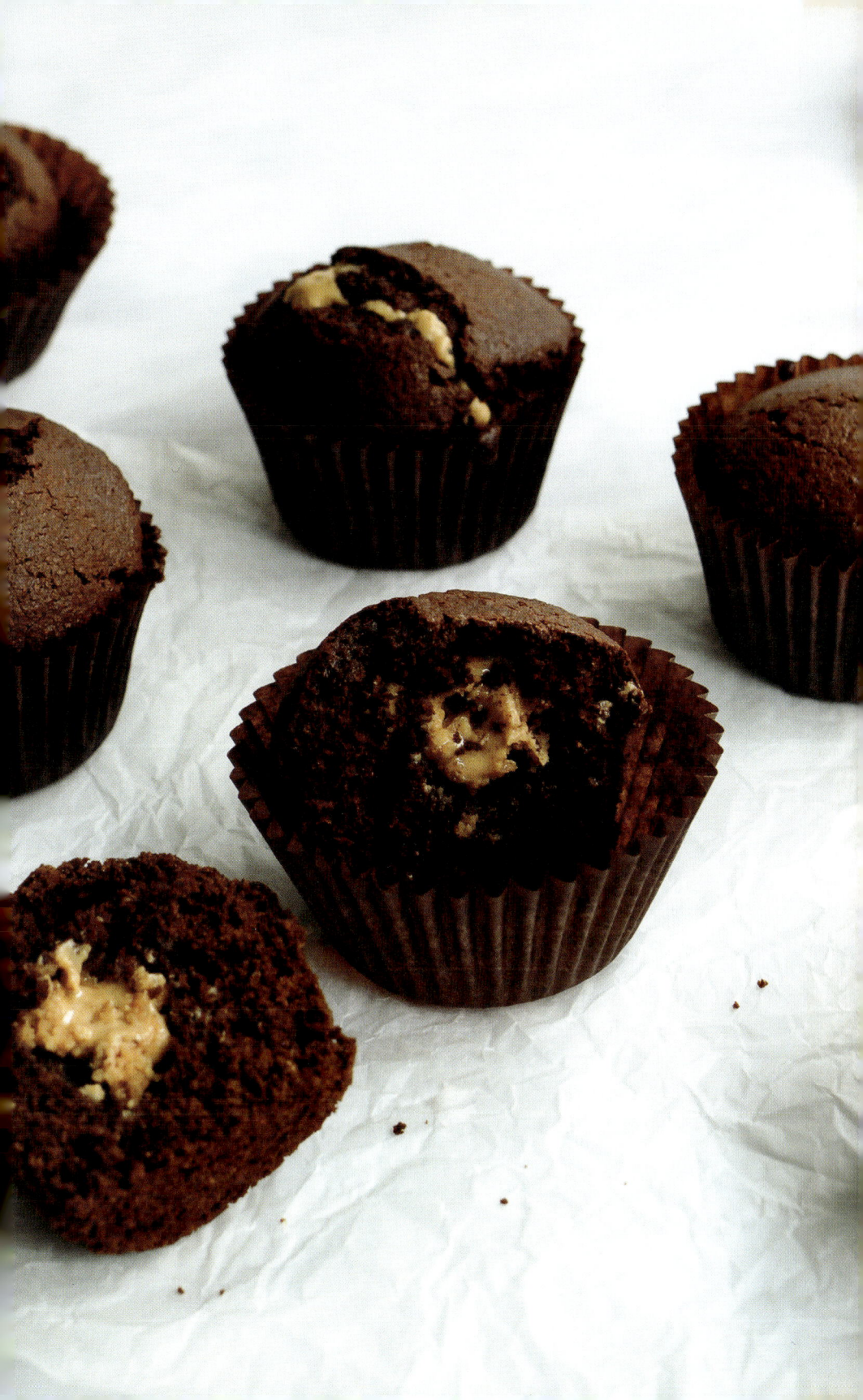

BROWNIE LOW-CARB

Preparo: 10 minutos
Tempo total: 45 minutos

Rende: 6 quadrados

Calorias: 74 (por brownie)

Ingredientes

- ½ xícara de farinha de amêndoas (54 g)
- ⅓ xícara de adoçante culinário, pode ser xilitol (75 g)
- ¼ xícara de cacau em pó (30 g)
- 2 colheres (sopa) de farinha de linhaça (7 g)
- 1 colher (chá) de canela em pó
- Pitada de sal
- 4 colheres (sopa) de leite vegetal (60 mL)
- 1 colher (sopa) de azeite (15 mL)
- ½ colher (chá) de extrato de baunilha
- ¼ xícara de manteiga de amendoim ou de outra oleaginosa (60 g)

Modo de preparo

1. Preaqueça o forno a 180 °C.
2. Misture em uma tigela todos os ingredientes secos (a farinha de amêndoas, o adoçante culinário, o cacau, a farinha de linhaça, a canela e a pitada de sal).
3. Adicione aos ingredientes secos, o leite vegetal, o azeite, o extrato de baunilha e mexa.
4. Acrescente a manteiga de amendoim e misture até a massa ficar homogênea.
5. Coloque em uma forma quadrada (16 cm) untada ou forrada com papel-manteiga e leve para assar por 30 minutos no forno preaquecido.
6. Retire do forno e espere esfriar por pelo menos 2 horas. Ele precisa estar completamente frio antes de cortar ou remover da forma para não quebrar.

Guarde na geladeira por até 4 dias.

Por unidade: Proteína: 2,3 g / Carboidratos: 6,2 g / Gordura: 2,3 g / Fibras: 1,7 g

DICA

Dobre a receita para fazer uma bandeja maior de brownies.

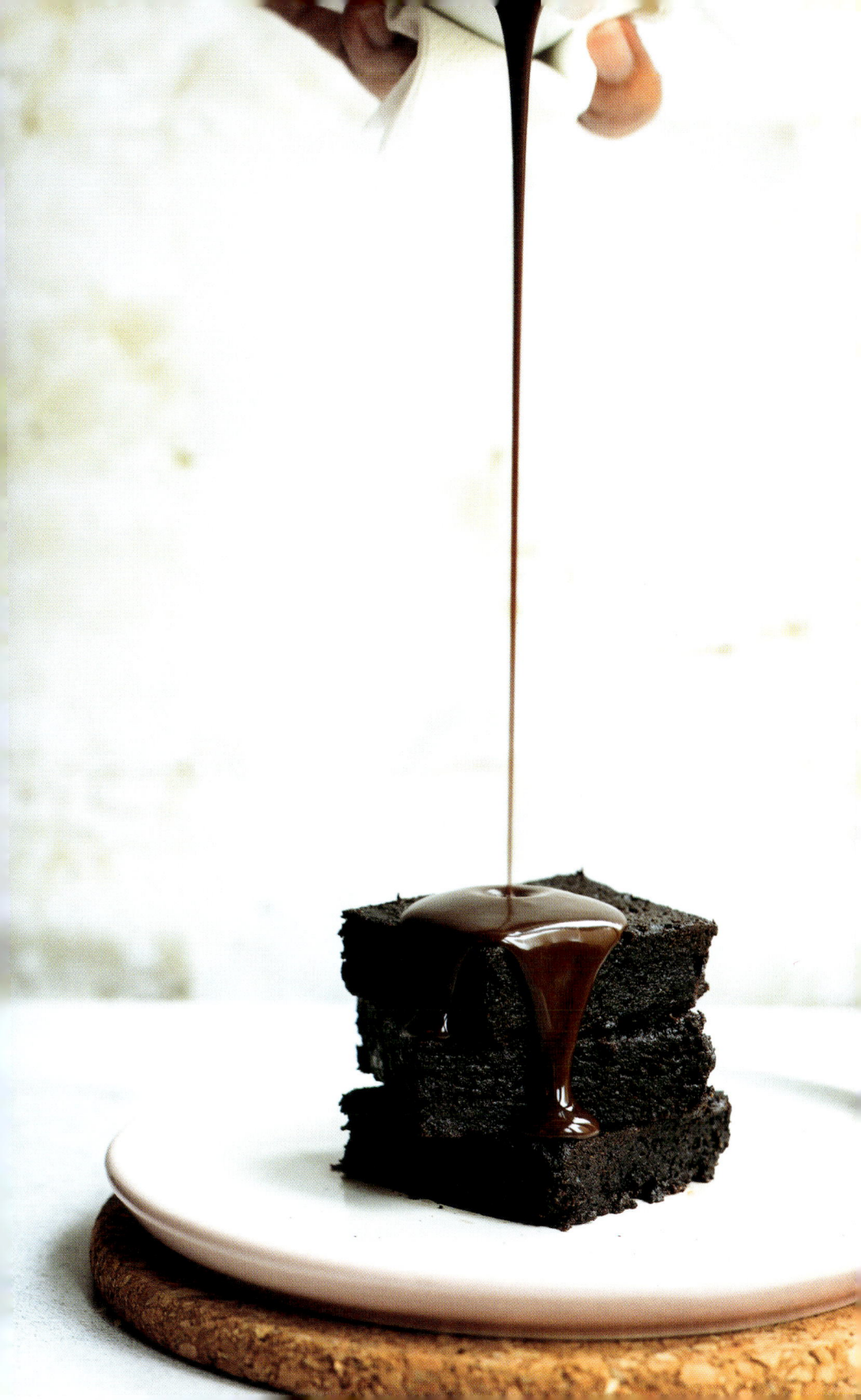

Doces e bebidas

CRÈME BRÛLÉE LIGHT

Preparo: 10 minutos
Tempo total: 60 minutos

Rende: 4 ramekins

Calorias: 124
(com cobertura)

Ingredientes

- 2 xícaras de leite desnatado (500 mL)
- 4 colheres (sopa) de adoçante culinário
- 1 ovo inteiro e 3 gemas
- 1 colher (chá) de essência de baunilha (5 mL)
- 2 colheres (sopa) de açúcar demerara para caramelizar

Modo de preparo

1. Preaqueça o forno a 180 °C.
2. No liquidificador, adicione o leite, o adoçante, o ovo, as gemas e bata até misturar.
3. Acrescente a essência de baunilha e mexa com uma colher.
4. Coloque a mistura em ramekins e leve para assar por 35 minutos.
5. Espalhe o açúcar demerara por cima e retorne ao forno por mais 15 minutos.
6. Se tiver acesso, você também pode usar um maçarico para derreter o açúcar e obter uma casquinha crocante.
7. Espere esfriar por completo, sirva frio.

Por unidade: Proteína: 7,7 g / Carboidratos: 12,1 g / Gordura: 4,7 g / Fibras: 0 g

DICA

Se seu açúcar tiver o grânulo grosso, será mais difícil derretê-lo no forno, então o ideal é usar um maçarico culinário ou fazer o caramelo em uma panela separada. Use as claras que sobraram em receitas como o bolo integral de maçã da página 168 ou das almôndegas recheadas da página 124.

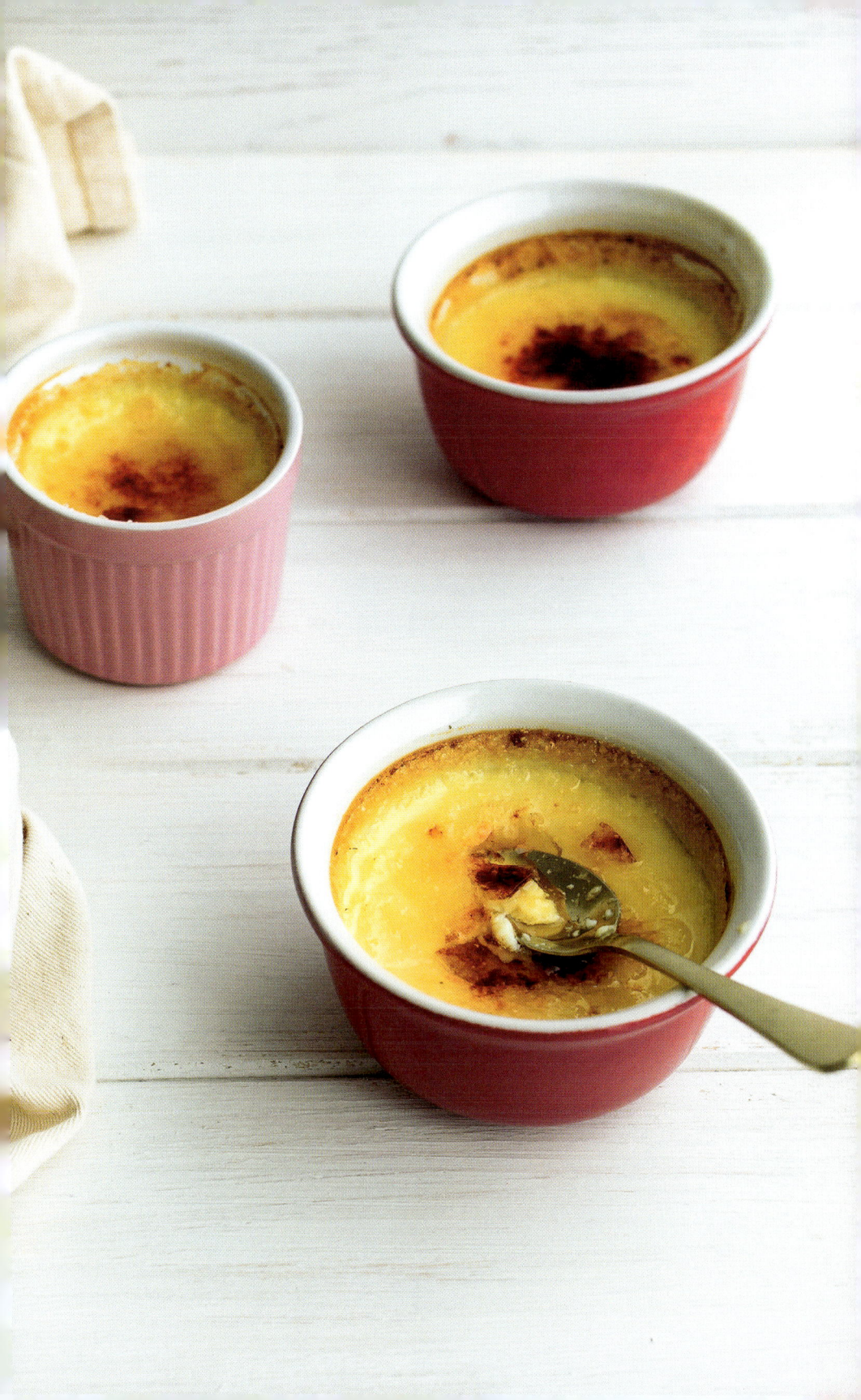

BANANA CARAMELADA COM CASTANHA-DO-PARÁ

Preparo: 12 minutos   Rende: 1 porção   Calorias: 325

Ingredientes

- 3 castanhas-do-pará
- 1 banana (não precisa ser muito madura)
- 1 colher (sopa) de óleo de coco

Modo de preparo

1. Pique as castanhas-do-pará e coloque em uma frigideira pequena (antiaderente) para tostar por 2 minutos. Transfira para outro recipiente.
2. Na mesma frigideira, em fogo médio, adicione o óleo de coco.
3. Corte as bananas no sentido do comprimento e leve para caramelizar no óleo de coco. Coloque a parte do corte para baixo, assim você não precisa virar.
4. Espere as bordas da banana ficarem douradas e transfira com cuidado (para não quebrar) para um prato.
5. Espalhe as castanhas tostadas e sirva como sobremesa.

Por porção: Proteína: 3,4 g / Carboidratos: 28,7 g / Gordura: 23,9 g / Fibras: 4,2 g

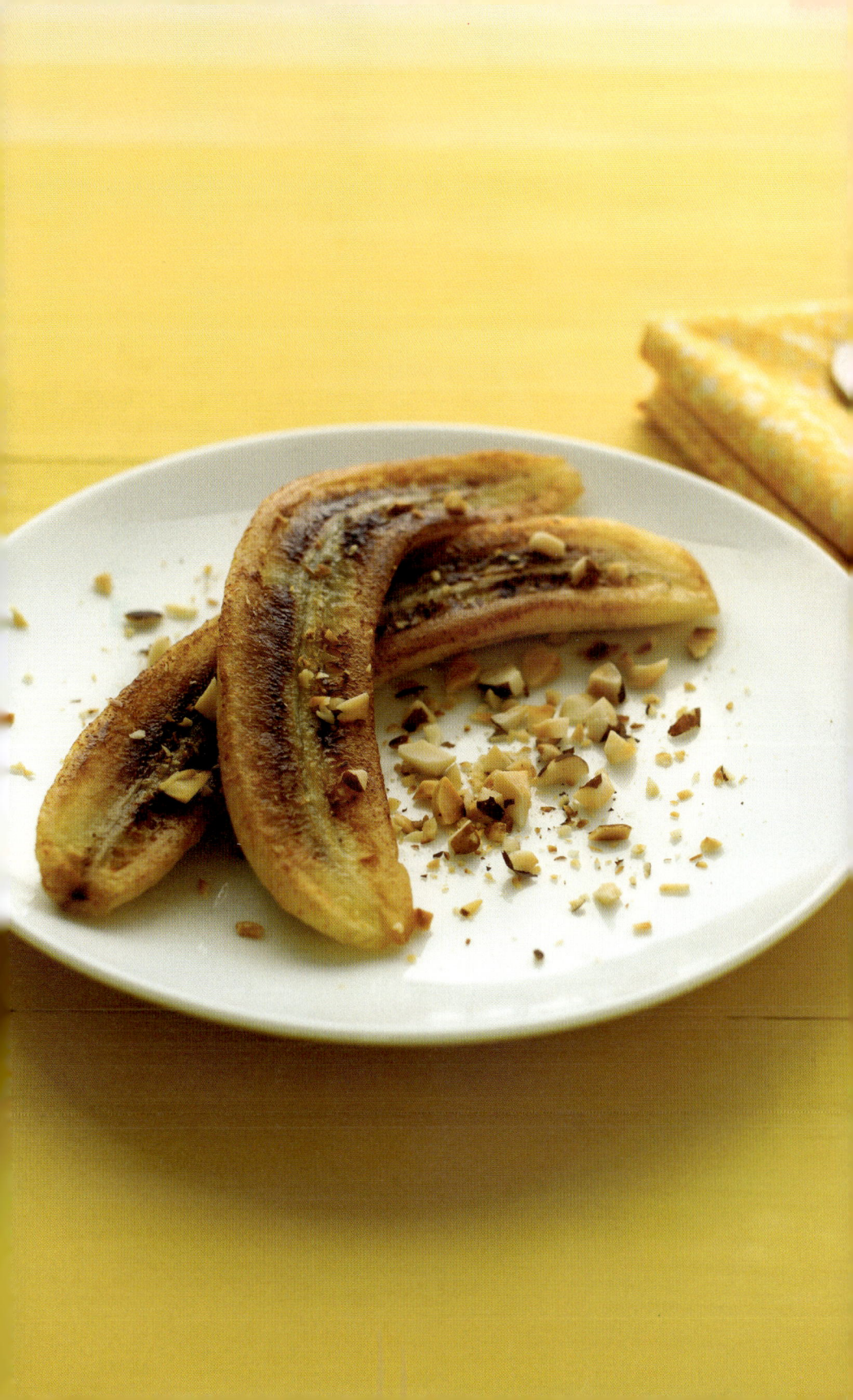

BEIJINHO DE DAMASCO COM LIMÃO

Essa receita é naturalmente sem açúcar refinado e rica em fibras, você pode incluí-la antes dos treinos ou comer no lanche da manhã ou da tarde.

Preparo: 15 minutos **Rende:** 12 beijinhos **Calorias:** 134 (por beijinho)

- 50 g de damasco seco
- 6 tâmaras medjool (sem caroço)
- ¼ de xícara de água (60 mL)
- 1 xícara de castanhas-de-caju assadas
- ½ xícara de coco ralado desidratado e sem açúcar (45 g)
- 1 limão, raspas e suco

1. Coloque as tâmaras de molho na água por 10 minutos para amaciar.
2. No processador, coloque os damascos, as tâmaras (escorridas e sem o caroço), as castanhas-de-caju, a metade do coco ralado, as raspas do limão e o suco do limão espremido.
3. Bata até virar uma massa, molde as bolinhas e passe no restante do coco ralado.
4. Conserve na geladeira por até 3 dias.

Por unidade: Proteína: 2,4 g / Carboidratos: 16,3 g / Gordura: 7,7 g / Fibras: 2,1 g

DICA

Você pode comprar castanhas-de-caju cruas e assá-las no forno por 8 minutos a 180 °C; espere esfriar antes de utilizar na receita. Experimente também fazer essa receita substituindo o limão por laranja. Caso a sua mistura fique muito mole, adicione mais coco ralado até chegar no ponto de enrolar as bolinhas.

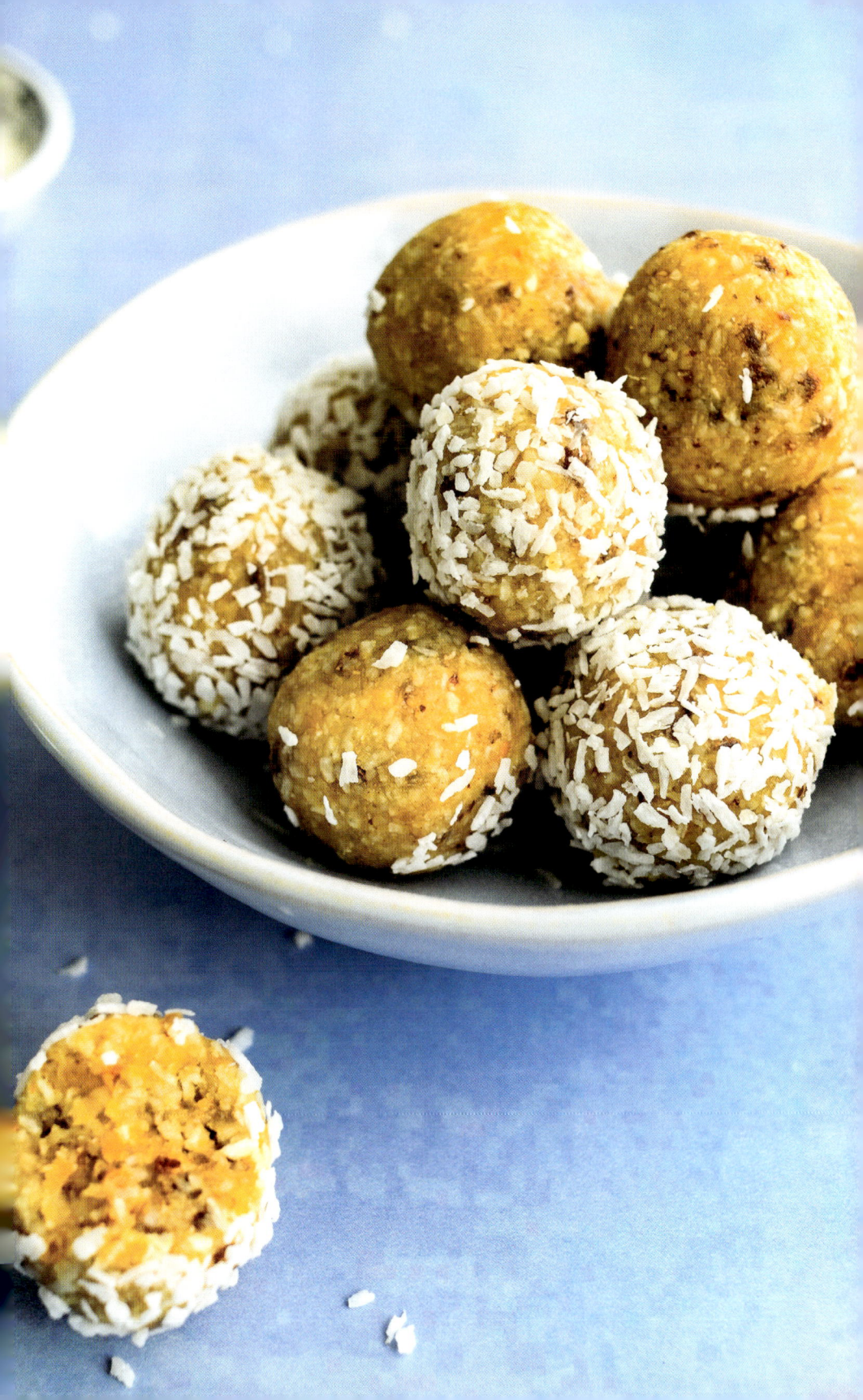

CAJUTELLA

Preparo: 12 minutos | Rende: 15 colheres | Calorias: 93

1 e ½ xícara de castanhas-de-caju (225 g)

¼ da xícara de cacau em pó (25 g)

¼ da xícara de xarope de agave (60 mL)

1 colher (chá) de extrato de baunilha

Pitada de sal

1 maçã para servir

Opcional: Leite vegetal para ajustar a consistência

1. Deixe as castanhas-de-caju de molho durante a noite.
2. Escorra e transfira as castanhas para um processador com o cacau e uma pitada de sal. Bata as castanhas até começarem a virar uma pasta, cerca de 4 minutos.
3. Então adicione o xarope de agave, o extrato de baunilha e bata novamente. Vai virar um creme espesso.
4. Opcional: se você desejar um creme mais mole, adicione no processador um pouco de leite vegetal (qualquer um da página 48) e bata até chegar na consistência que você deseja.
5. Transfira para um pote com tampa e guarde na geladeira por até 10 dias.
6. Para servir, corte a maçã e passe a cajutella.

Por porção: Proteína: 3 g / Carboidratos: 8,6 g / Gordura: 6,3 g / Fibras: 1,3 g

DICA

Se você deixar na geladeira ela tende a endurecer como manteiga. O sabor fica ainda melhor se as castanhas forem levemente assadas (6 minutos).

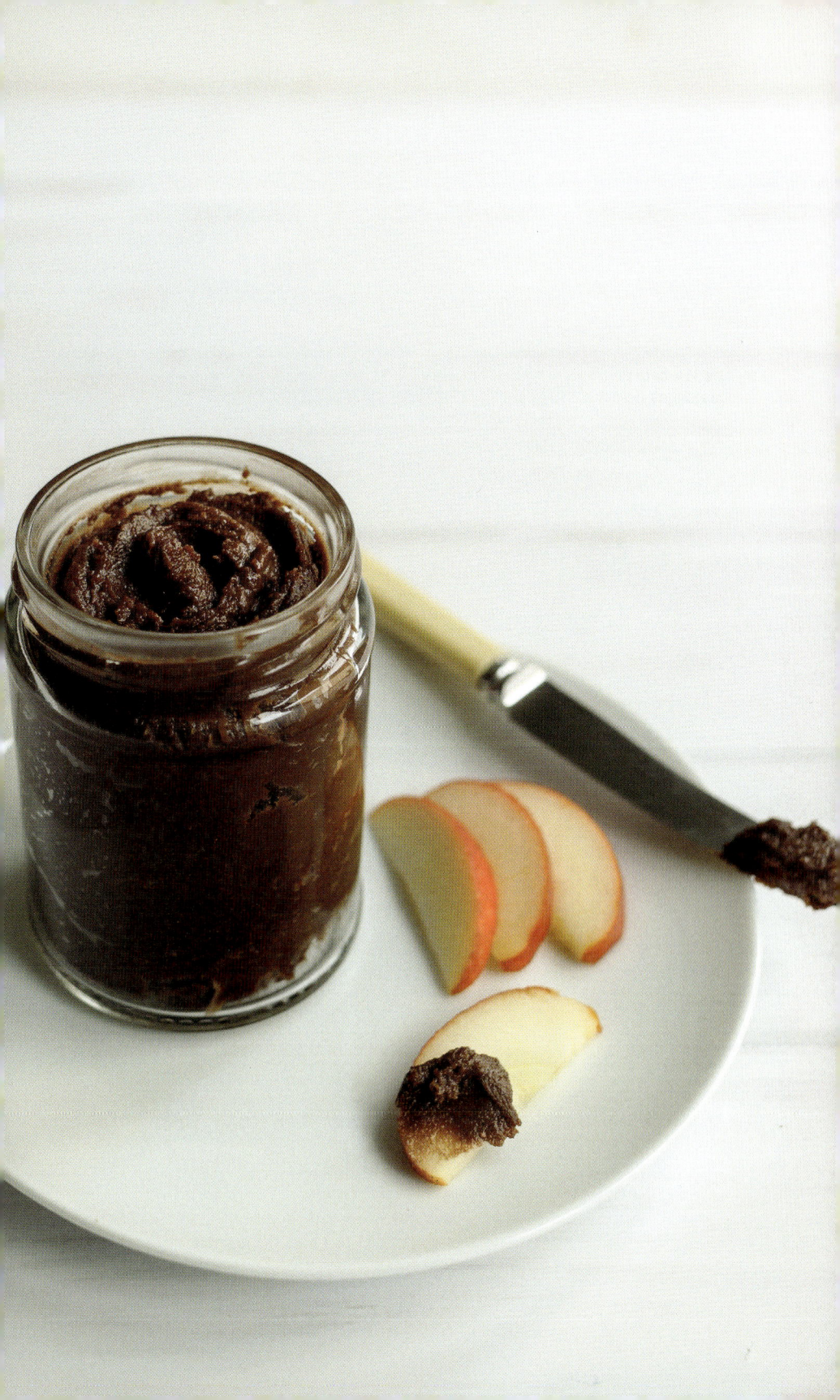

BRIGADEIRO DE CASTANHA-DE-CAJU

Preparo: 26 minutos

Rende: 14 brigadeiros

Calorias: 61 (por brigadeiro)

1 xícara de castanhas-de-caju (150 g)

1 colher (sopa) de cacau em pó (15 g)

1 colher (sopa) de adoçante xilitol granulado

1 colher (sopa) de leite vegetal (15 mL) da página 48.

Pitada de sal

1. Deixe as castanhas-de-caju de molho na água quente por 30 minutos. Escorra e coloque em um processador.
2. Acrescente também o cacau, o xilitol, o leite e a pitada de sal.
3. Processe até virar uma massa.
4. Faça bolinhas e passe no granulado, cacau em pó ou em nibs de cacau (pequenos pedaços de grãos de cacau triturados).
5. Guarde na geladeira para comer sempre que quiser atacar um docinho.

Por unidade: Proteína: 2 g / Carboidratos: 3,5 g / Gordura: 4,8 g / Fibras: 0,5 g

DICA

Se você adicionar mais 30 g de chocolate derretido, ele fica mais fondente, isso quer dizer mais escuro e cremoso sem ficar amargo. Se a massa ficar muito firme, você pode ajustar a textura adicionando mais leite (vegetal) e processando.

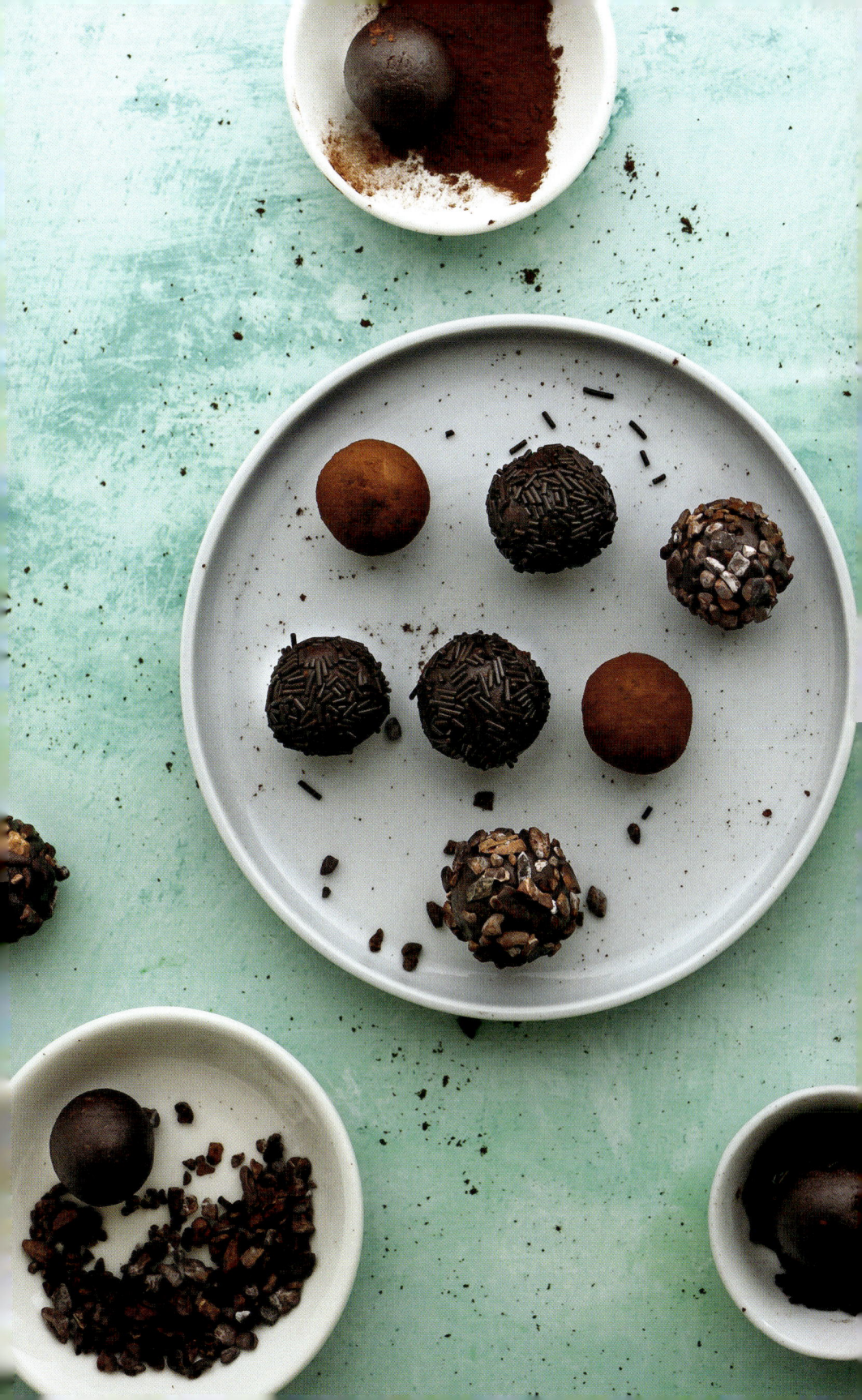

FROYO COM COULIS DE FRAMBOESA

Essa receita deliciosa e de nome diferente é, na verdade, um frozen yogurt (iogurte congelado) com um molho (às vezes chamado de purê) de framboesa.

Preparo: 32 minutos (sem o congelamento)

Rende: 6 porções

Calorias: 142 (100 g)

---

1 xícara de framboesas frescas ou congeladas

1 colher (sopa) de adoçante culinário

½ limão

2 xícaras de iogurte natural ou skyr, (receita na página 42) (500 g)

1 colher (chá) de extrato de baunilha

3 colheres (sopa) de mel ou xarope de agave

Para o coulis:

1. Em uma panela pequena no fogo baixo, adicione as framboesas, o adoçante e esprema o limão. Mexa enquanto cozinha até as framboesas se desmancharem. Passe por uma peneira grossa para retirar as sementes.

2. Em uma tigela, adicione o iogurte, a baunilha e o mel (ou agave), misture bem. Transfira a metade para um refratário que vá ao congelador, acrescente metade do coulis com uma colher fazendo um zigue-zague e repita o processo com o restante do iogurte e do coulis.

3. Congele até ficar firme. Antes de servir, espere amolecer por 6 minutos em temperatura ambiente.

Por porção: Proteína: 8,9 g / Carboidratos: 16,5 g / Gordura: 4,9 g / Fibras: 1,4 g

DICA

Você pode fazer o froyo usando uma máquina de sorvete. Ele fica mais macio e evita formação de gelo devido à presença de soro de whey que ainda tem no iogurte. Se utilizar o iogurte skyr fica mais cremoso. Com essa mesma receita, você pode fazer picolés ou use em forminhas com formato de cupcake para gelar.

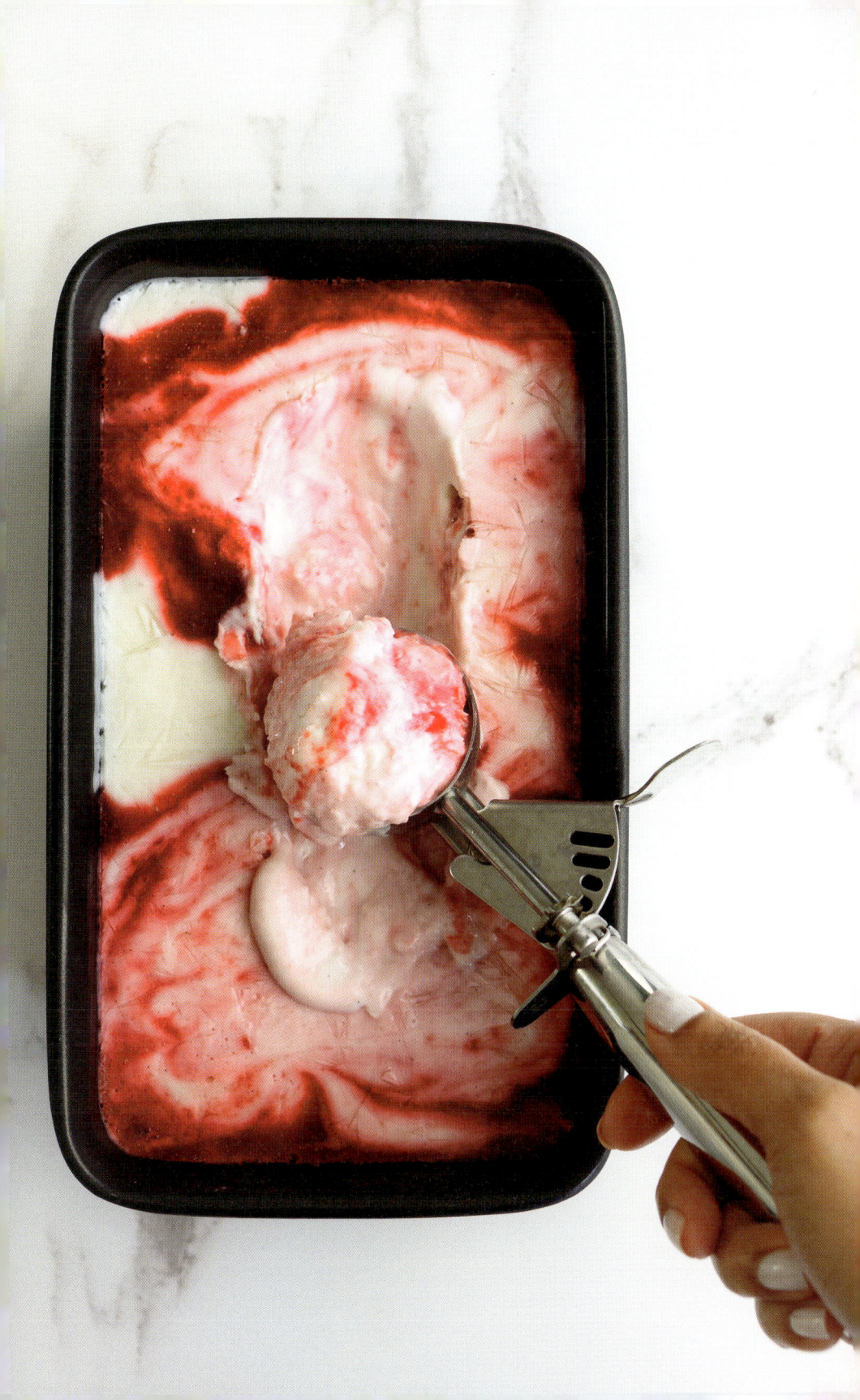

SALADA DE FRUTAS REFRESCANTE

Preparo: 26 minutos | Rende: 8 porções | Calorias: 184

- 10 uvas vermelhas
- 10 morangos
- 2 kiwis
- 2 fatias de abacaxi
- 2 mexericas
- 2 maçãs
- 3 bananas
- 4 ou mais laranjas
- 10 folhas de hortelã
- Aveia em flocos para servir

1. Prepare as frutas: Corte as uvas em cubos pequenos e remova suas sementes. Corte em cubos os morangos, os kiwis, as fatias do abacaxi. Descasque as mexericas e separe os gomos.
2. Retire as sementes e corte as maçãs em cubos. E corte também as bananas.
3. Pique a hortelã em tiras finas.
4. Em uma tigela misture delicadamente todas as frutas em cubos, os gomos da mexerica e a hortelã.
5. Esprema o suco das laranjas e acrescente por cima das frutas, leve para gelar por 1 hora para apurar o sabor.
6. Sirva com aveia por cima ou a granola da página 76.

Por porção: Proteína: 3,2 g / Carboidratos: 44,4 g / Gordura: 0,6 g / Fibras: 6,6 g

DICA

Se suas laranjas não estiverem muito doce, você pode adoçar o suco (a gosto) antes de colocar nas frutas.

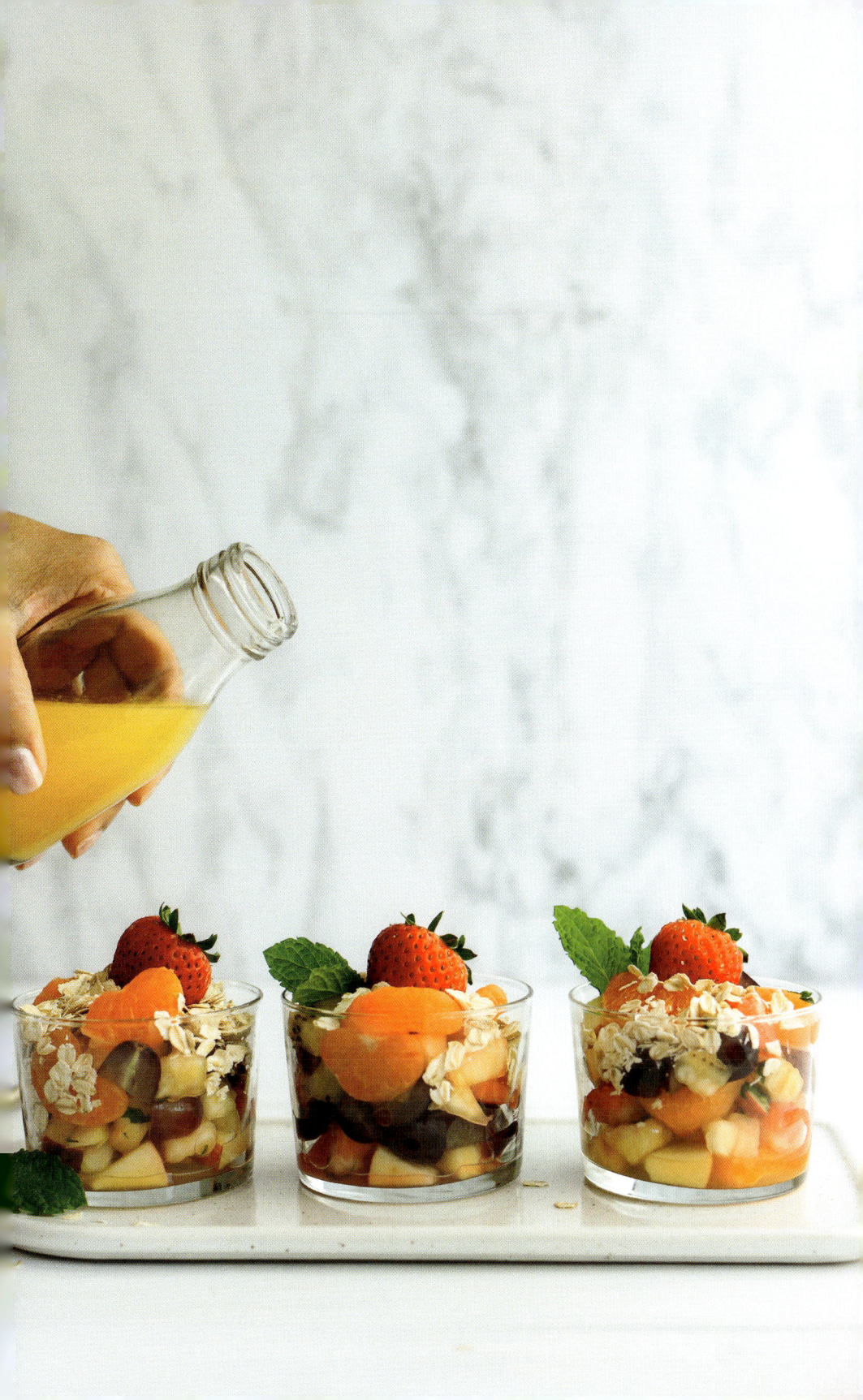

GRANITA DE MELÃO COM GENGIBRE

Preparo: 18 minutos (sem o congelador)

Rende: 10 porções

Calorias: 91

Ingredientes

- 1 melão amarelo
- 1 moeda de gengibre fresco descascado
- 10 folhas de hortelã
- 2 colheres (sopa) de mel ou agave
- 80 mL de água
- 1 limão

Modo de preparo

1. Lave a casca do melão, corte ao meio e remova todas as sementes. Retire a polpa com cuidado e coloque em um liquidificador.
2. Adicione também o gengibre, as folhas de hortelã, mel (ou agave), água e esprema o limão. Bata até virar um suco grosso.
3. Transfira para um recipiente (20 × 16 cm) que vá no congelador e deixe gelando por 5 horas ou até ficar firme.
4. Alternativamente, transfira a mistura para uma máquina de fazer sorvete e siga as instruções de preparação.
5. Antes de servir, retire do congelador e deixe em temperatura ambiente por 5 minutos para amolecer um pouco.

Por porção: Proteína: 1,2 g / Carboidratos: 23,5 g / Gordura: 0,3 g / Fibras: 1,7 g

DICA

No lugar do mel ou agave, você pode adoçar como preferir, pode ser com açúcar de coco, demerara ou até mesmo adoçante.

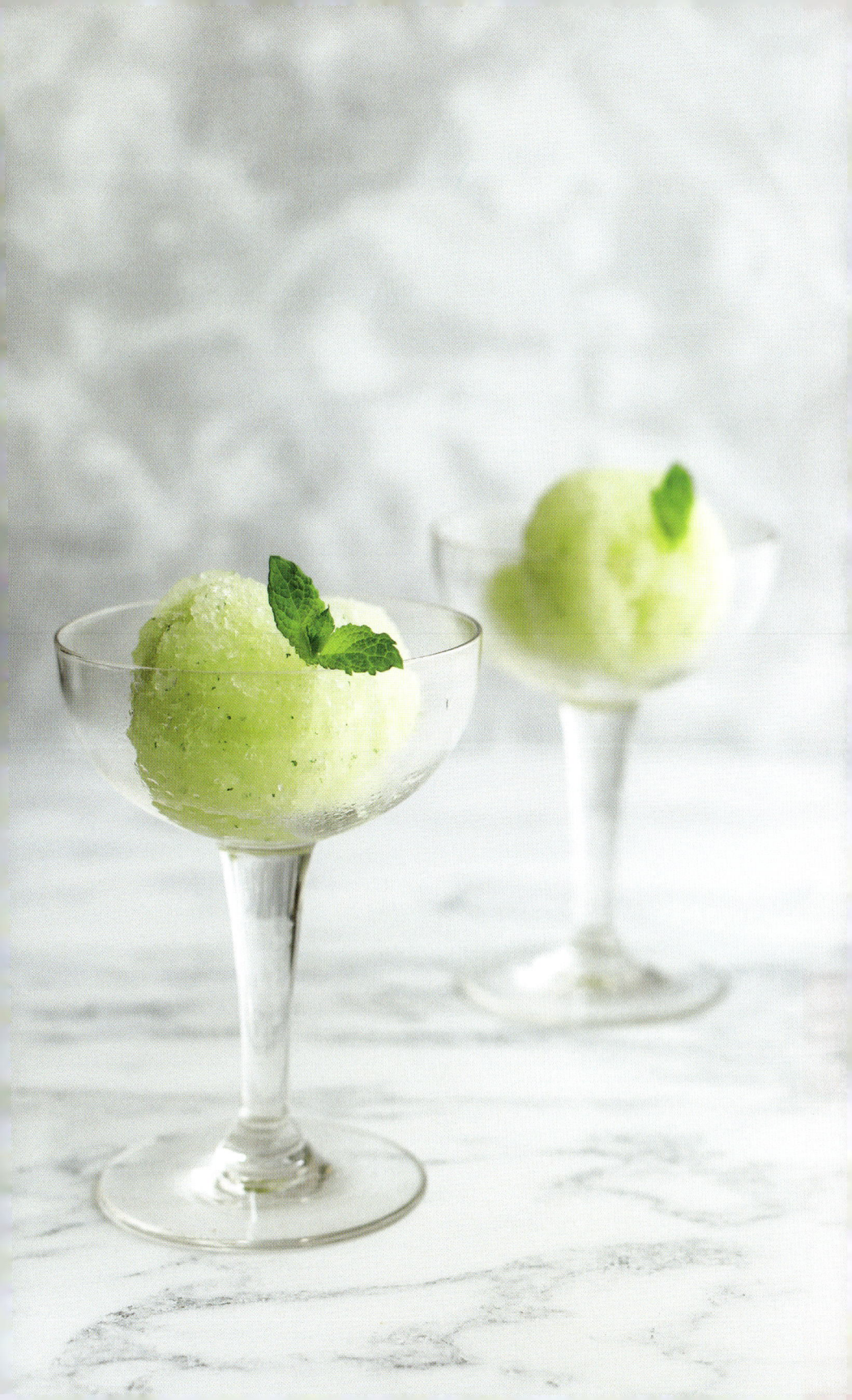

TORTINHA DE LIMÃO

Preparo: 40 minutos Rende: 6 tortinhas Calorias: 293 (por tortinha)

Base:
- ½ xícara de aveia em flocos (40 g)
- ½ xícara de coco ralado seco (40 g)
- ½ xícara de castanhas-de-caju (75 g)
- 1 colher (sopa) de óleo de coco (15 mL)
- 2 colheres (sopa) de xarope de agave ou mel
- ½ colher (chá) de canela
- Pitada de sal

Creme:
- 8 limões, raspas e o suco (150 mL)
- 3 gemas
- 4 colheres (sopa) de xarope de agave ou mel
- 1 colher (sopa) de amido de milho
- 2 colheres (sopa) de água (30 mL)
- Pitada de sal

Para a base:
Preaqueça o forno a 180 ºC.

1. No processador, adicione a aveia, o coco ralado seco, as castanhas-de-caju, o óleo de coco, o xarope de agave ou mel, a canela e a pitada de sal. Bata até virar uma farofa úmida.
2. Coloque a farofa em formas de tortinhas (8 cm) e aperte para formar a base. Não se esqueça de preencher as laterais.
3. Coloque para assar por 8 minutos no forno, retire e se ela estiver levantada no meio, aperte com uma colher para baixar. Reserve.

Para o creme:
Em uma panela (fogo desligado), rale a casca dos limões, mas não rale a parte branca. Corte-os e esprema o suco com cuidado para não cair sementes.

1. Fure as gemas com um palito e retire a película externa deixando cair apenas o líquido amarelo na panela. Acrescente o agave (ou mel) e a pitada de sal.
2. Dissolva o amido de milho na água e adicione na panela.
3. Acenda o fogo (baixo) e mexa constantemente para misturar os ingredientes, sempre em fogo baixo.
4. Quando encorpar (cerca de 8 minutos), transfira o creme para cada base da tortinha e espere esfriar por uma hora antes de servir.

Por unidade: Proteína: 4 g / Carboidratos: 45 g / Gordura: 11 g / Fibras: 2,1 g

DICA

O limão siciliano é mais suave para fazer esse tipo de receita. O creme das tortinhas deve ficar na consistência cremosa na hora de servir. Essa é uma receita que tem um sabor bem azedinho. Com as claras que sobram, você pode preparar o bolo integral de maçã da página 168 ou as almôndegas recheadas ao molho de tomate da página 124.

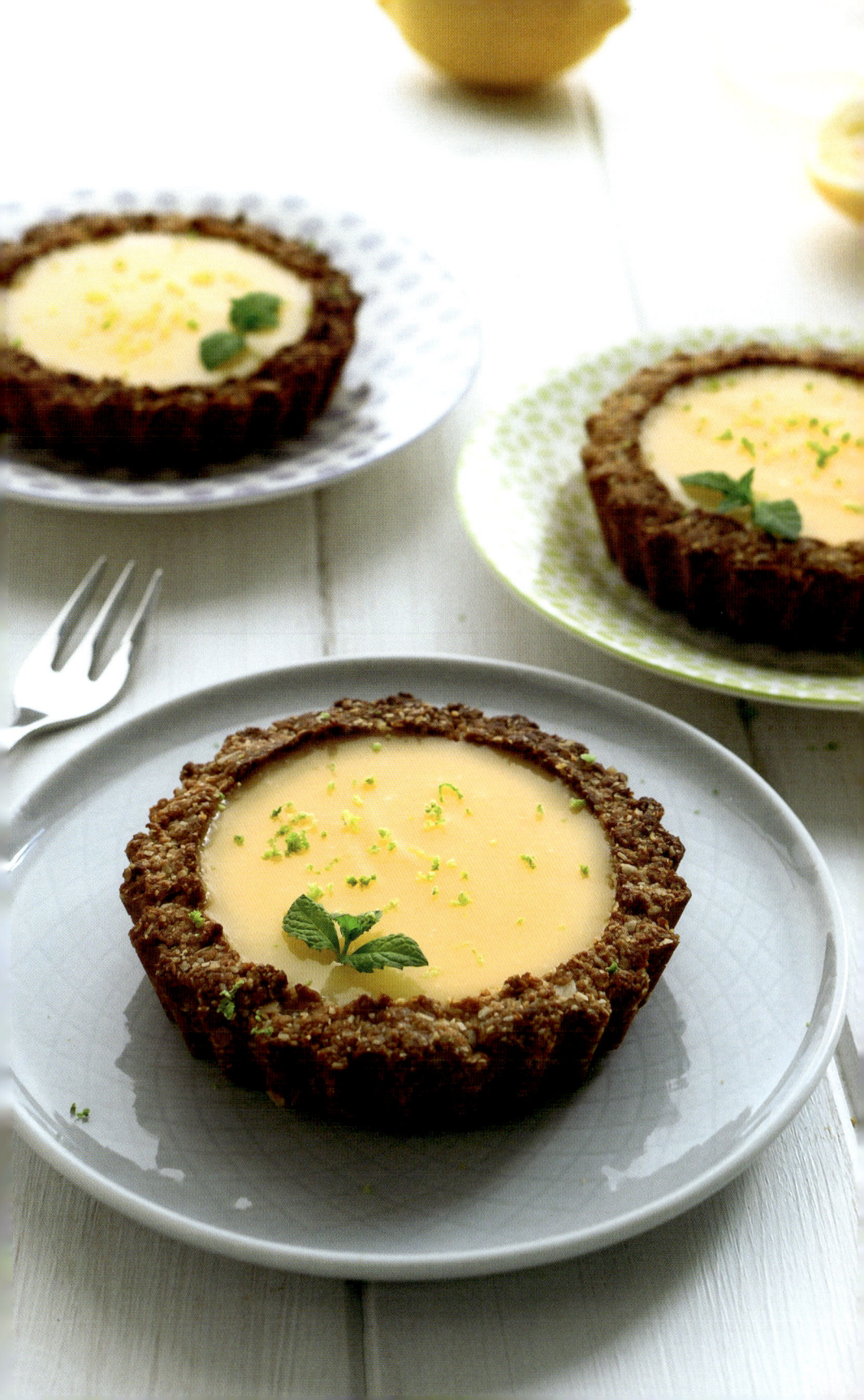

LIMONADA DE HIBISCO

Preparo: 12 minutos | Rende: 5 copos de 200 mL | Calorias: 29 (por copo)

½ xícara de flor de hibisco seca

1 litro de água fervente

4 limões

3 colheres (sopa) de açúcar de coco, demerara ou adoçante

Gelo

1. Ferva a água e coloque as flores de hibisco para infusão.
2. Deixe a infusão apurar por 10 minutos e coe para retirar as flores.
3. Espere esfriar e coloque o chá em uma jarra.
4. Esprema o suco de 4 limões no chá que está na jarra e adoce a gosto.
5. Sirva gelado.

DICA

Decore com rodelas de limão.

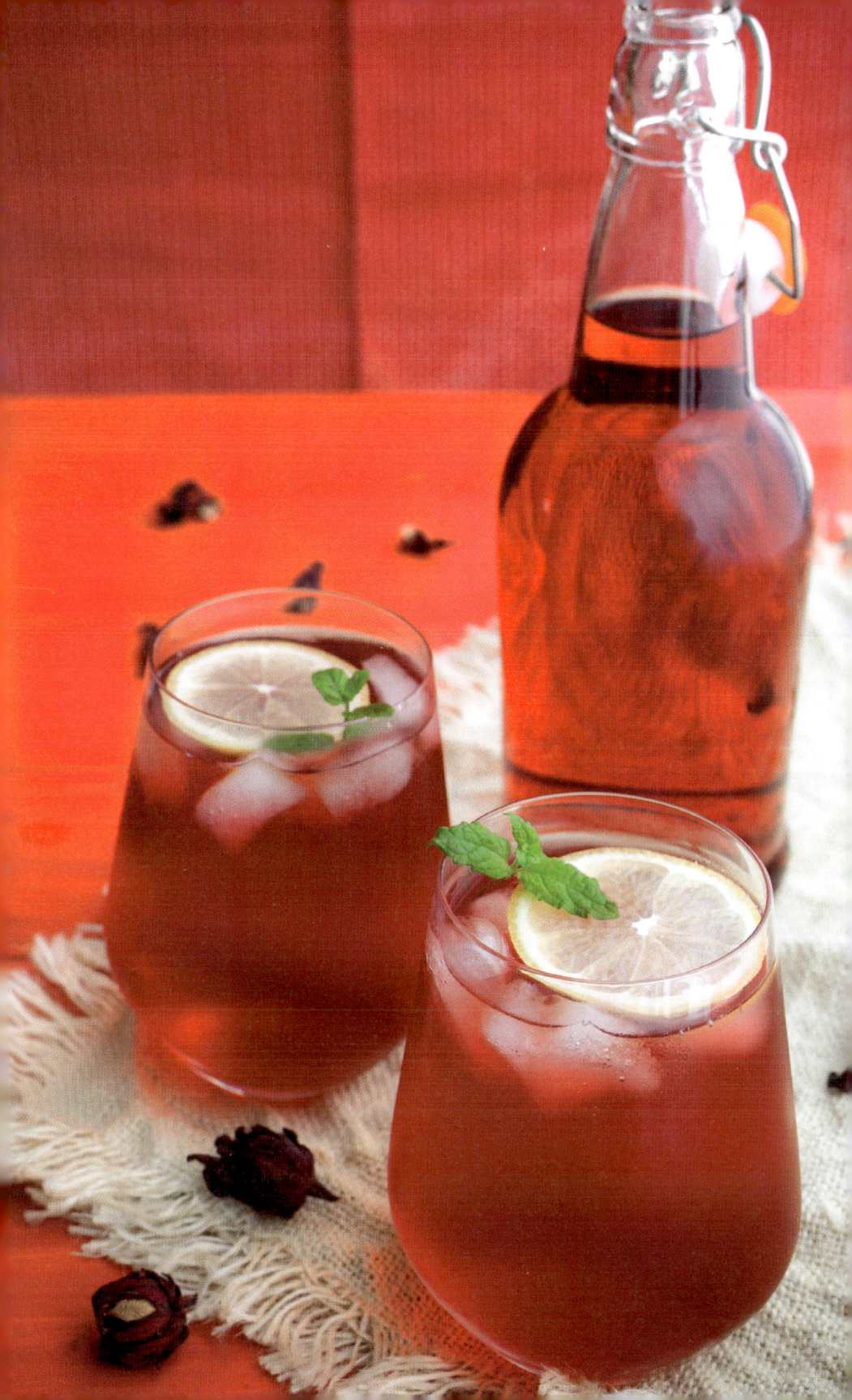

SUCHÁ TROPICAL PARA DESINCHAR

Preparo: 8 minutos   Rende: 1 copo de 350 mL   Calorias: 83

1 xícara de água quente (250 mL)

1 sachê de chá-verde

1 fatia grossa de abacaxi (80 g)

6 folhas de hortelã

1 limão

1. Prepare o chá-verde colocando o sachê na água quente e deixe em infusão por 5 minutos.
2. Retire o sachê e espere esfriar. Pode ser feito no dia anterior; mantenha na geladeira até o momento do uso.
3. No liquidificador, adicione o abacaxi cortado em cubos, as folhas de hortelã, e o chá-verde gelado. Bata tudo por 30 segundos.
4. Transfira para um copo e esprema o limão, mexa e sirva em seguida.

DICA

Se você preferir um suchá mais docinho, então pode acrescentar algumas gotas de adoçante, mel ou melado.

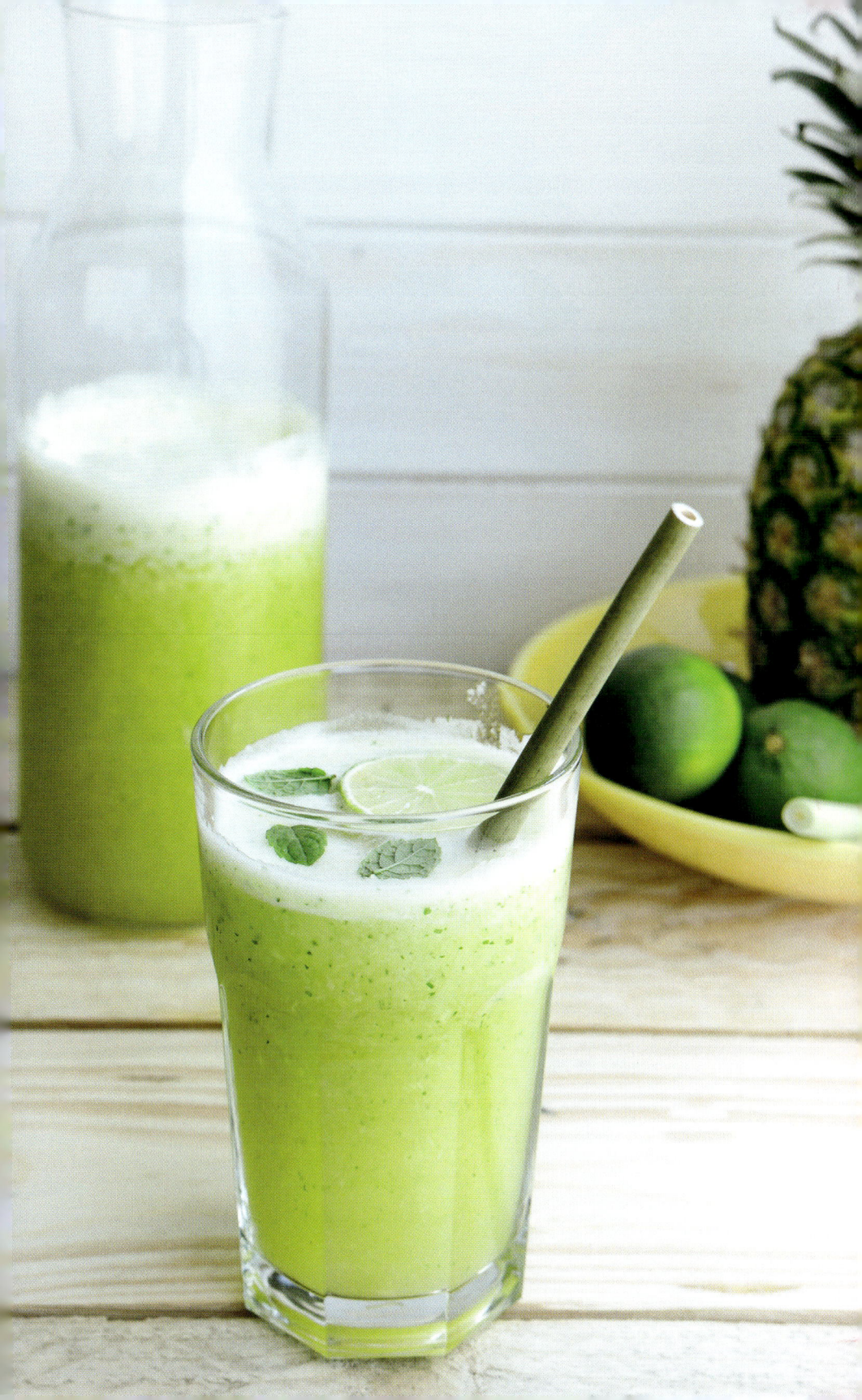

SHAKES SAUDÁVEIS

Preparo: 8 minutos   Rende: 1 copo de cada   Calorias: consulte em cada receita

Shake calmante
🔥 Calorias: 216

½ banana
½ maracujá
1 moeda de gengibre
½ maçã (cortada, sem sementes)
200 mL de água

1. Bata o maracujá com a água no liquidificador e coe para retirar as sementes.
2. No liquidificador (limpo), bata o suco do maracujá, a banana, o gengibre, a maçã.

Shake detox
🔥 Calorias: 134

½ maçã (cortada, sem sementes)
¼ de pepino
2 floretes de brócolis
5 folhas de espinafre
1 cm de gengibre
1 limão
200 mL de água de coco ou água

1. No liquidificador, bata a maçã, o pepino, os brócolis, o espinafre e o gengibre.
2. Transfira para um copo, esprema o sumo do limão, mexa e beba em seguida.

Shake limpante
🔥 Calorias: 175

6 morangos congelados
½ banana
1 colher (sopa) de linhaça
1 colher (chá) de canela
200 mL de água de coco ou água

1. Bata todos os ingredientes em um liquidificador.

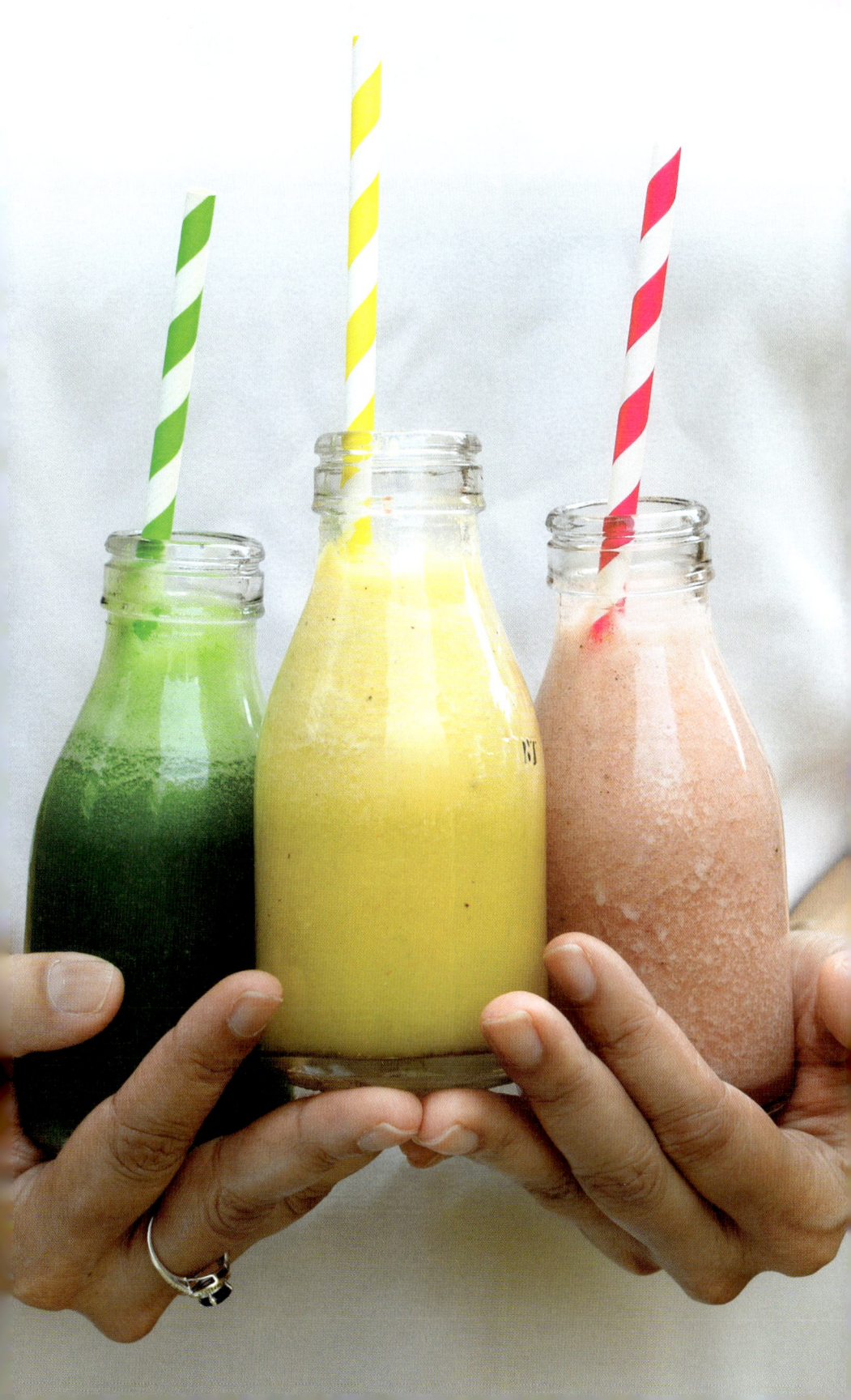

TÔNICOS NATURAIS

Preparo: 5 minutos

Rende: aproximadamente 100 mL (cada

Imunidade

1 colher (chá) de gengibre em pó
15 gotas de própolis em álcool
1 limão
60 mL de água morna

1. Em um copo pequeno, adicione o gengibre, o própolis, esprema o limão e acrescente a água morna. Mexa e beba imediatamente. De preferência pela manhã.

Digestivo

1 colher (sopa) de vinagre de maçã cru
1 colher (chá) de mel ou melado
1 colher (chá) de canela em pó
1 limão
60 mL de água morna

1. Em um copo pequeno, acrescente o vinagre, o mel, a canela, esprema o limão e adicione a água morna. Mexa e beba antes das refeições.

Energético

1 colher (chá) de guaraná em pó
1 colher (chá) de melado de cana
1 limão
60 mL de água morna

1. Em um copo pequeno, adicione o guaraná, o melado, a água morna e esprema o limão. Mexa até dissolver o guaraná em pó e beba pela manhã ou antes dos treinos.

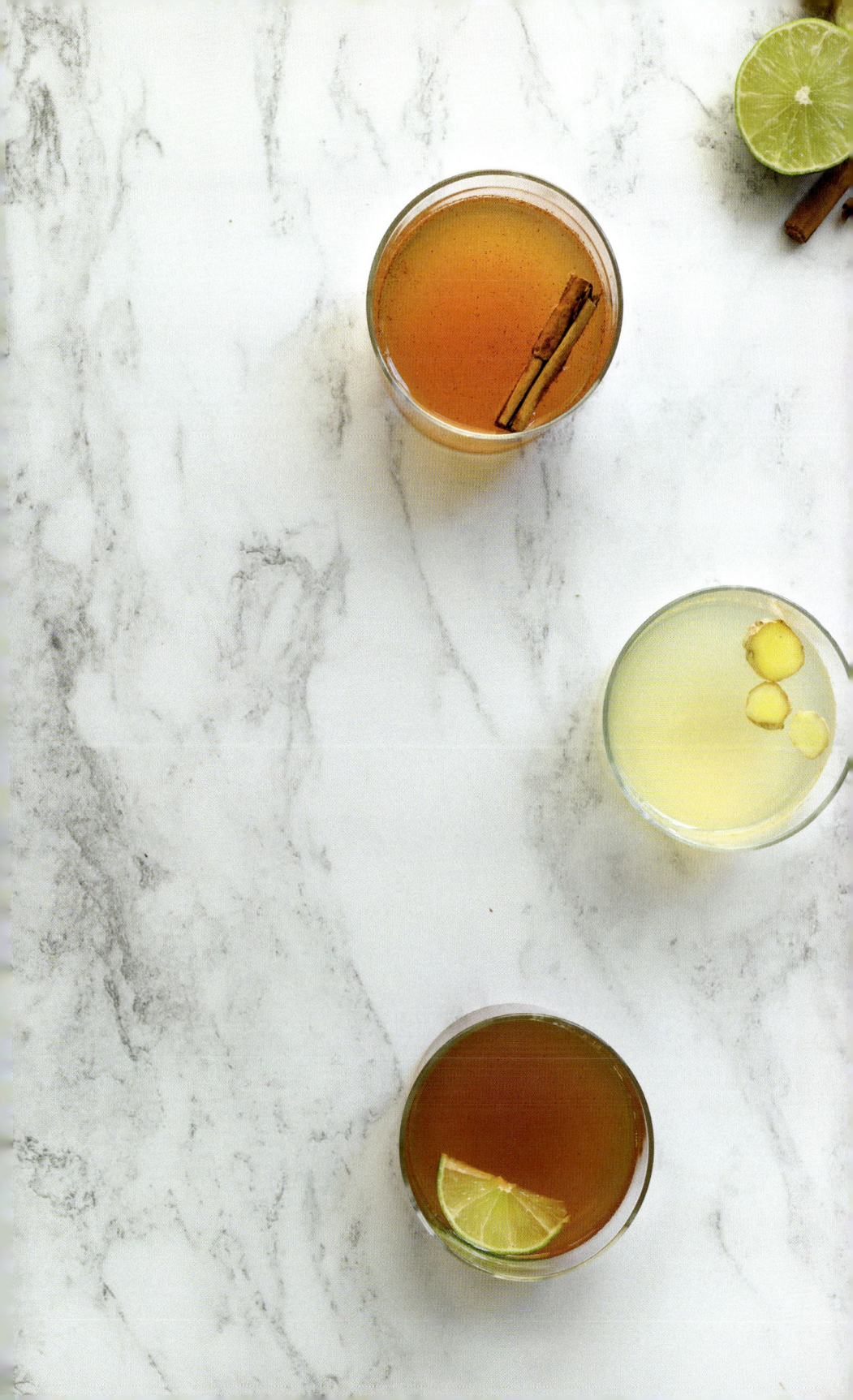

INFUSÃO ANTIESTRESSE

Preparo: 8 minutos Rende: 250 mL Calorias: 40

1 xícara de leite vegetal (250 mL) (receitas na página 48), ou pode ser leite convencional.

1 colher (chá) de camomila desidratada

½ colher (chá) de lavanda desidratada

½ colher (chá) de extrato de baunilha

Stevia ou mel para adoçar

1. Em uma panela pequena, adicione o leite, a camomila e a lavanda, aqueça por cerca de 5 minutos em fogo baixo, mas não precisa ferver.
2. Acrescente o extrato de baunilha, adoce e misture. Passe por um coador para retirar as flores antes de servir.
3. Beba à noite para relaxar ou antes de dormir.

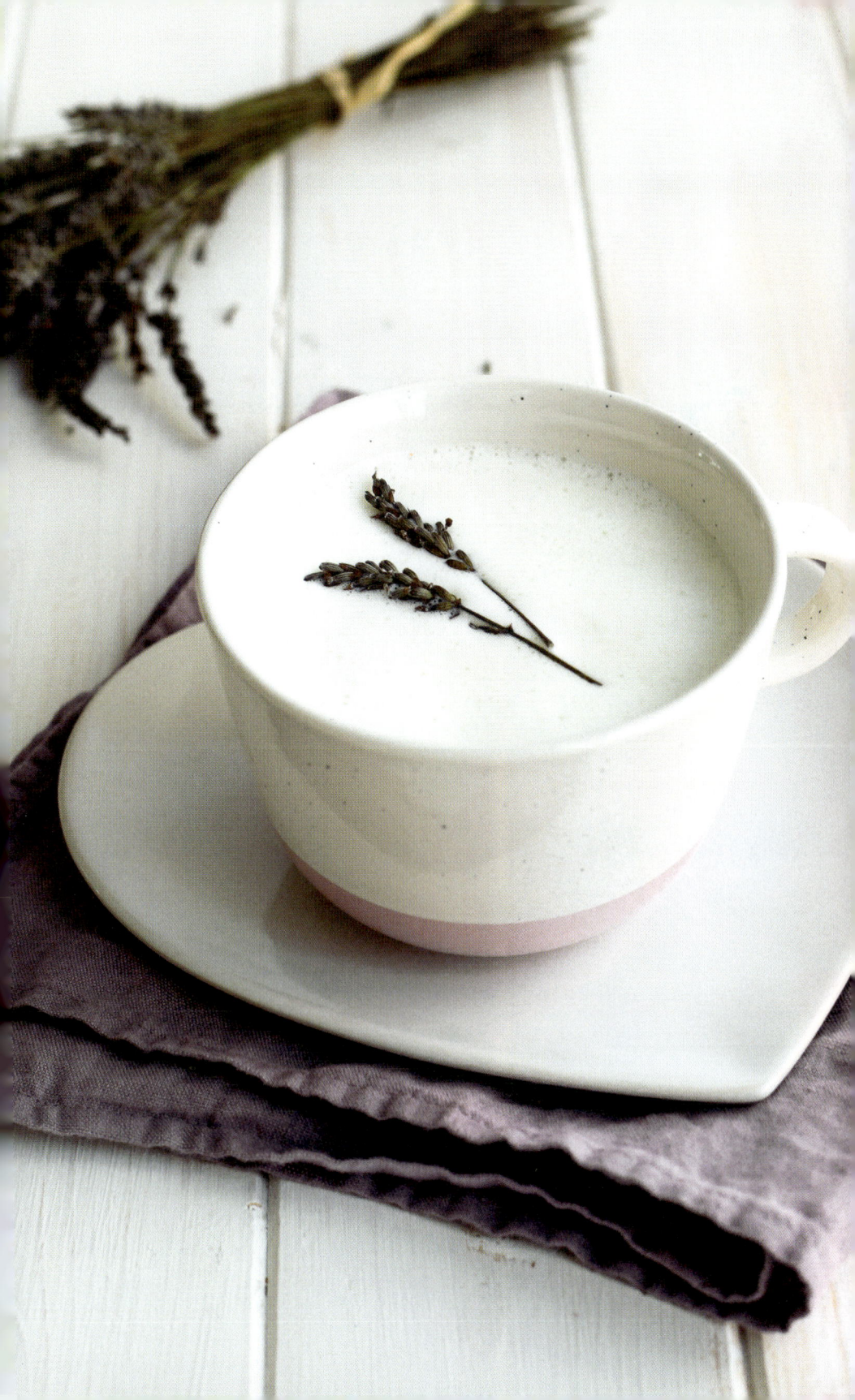

BEBIDINHA ANTI-INFLAMATÓRIA

Preparo: 12 minutos   Rende: 2 canecas   Calorias: 76

2 xícaras de algum leite vegetal (500 mL), receitas na página 48.

1 moeda de raiz de cúrcuma fresca (sem pele)

½ colher (chá) de canela em pó

1 pitada de pimenta-do-reino

1 moeda de gengibre (sem pele)

1 tâmara (sem caroço)

Opcional: 1 colher (chá) de mel ou xarope de agave

1. Adicione os ingredientes em um liquidificador, exceto o mel (ou agave), e bata até ficar amarelo.
2. Coe para remover os resíduos sólidos e transfira para uma panela.
3. Esquente o conteúdo em uma panela pequena, não precisa ferver.
4. Transfira para canecas e adoce a gosto com mel ou agave.

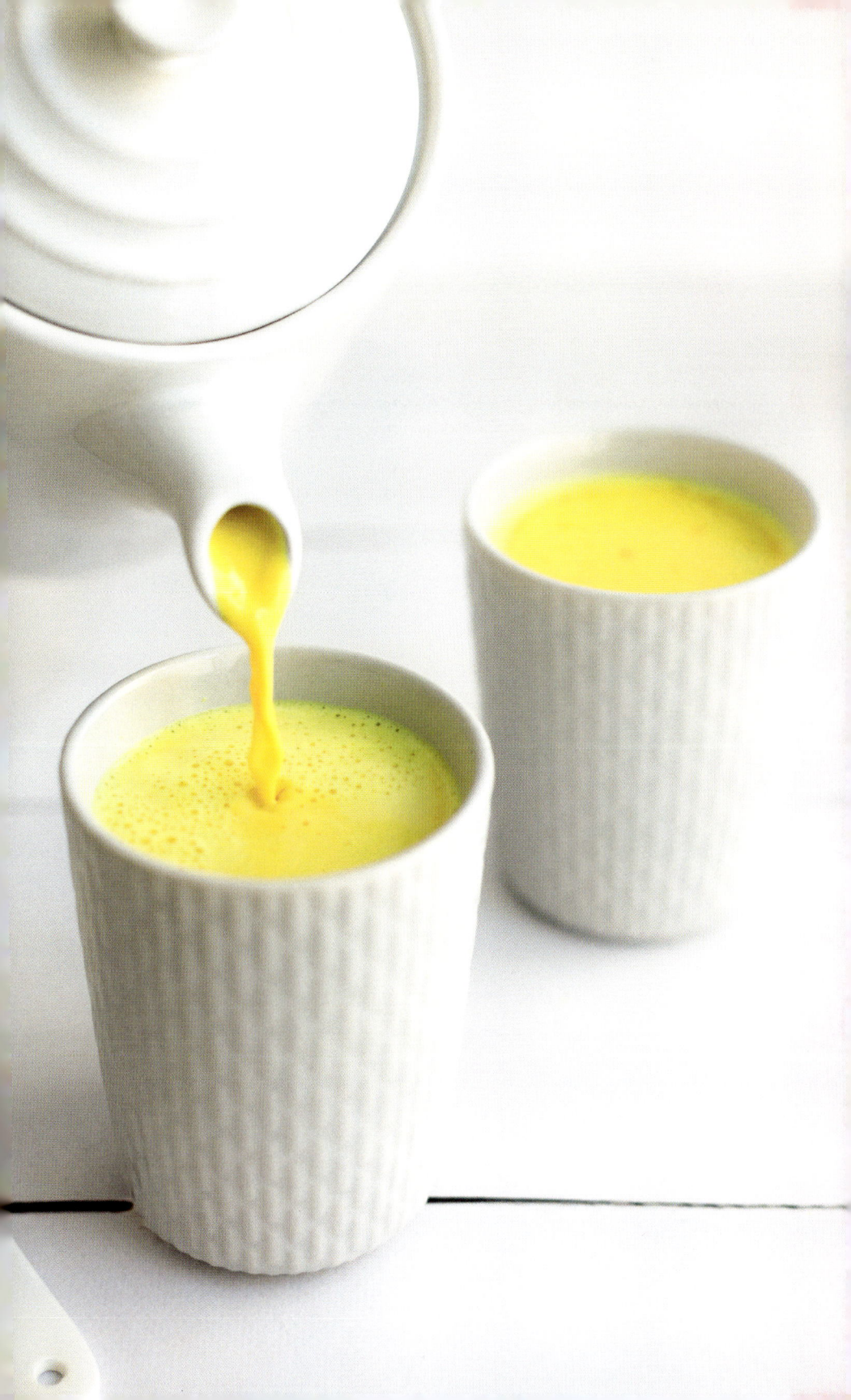

Agradecimentos

Ao meu marido pelas idas e vindas ao supermercado e toda a sua paciência e apoio durante a criação deste livro; aos meus amigos e familiares por me apoiarem desde o início do blog e do canal, e à nutricionista Carolina Ponzio (@nutricarolponzio).

APROXIMADAMENTE 100 RECEITAS

RECEITAS BÁSICAS PARA ECONOMIZAR
Ricota fresca e cottage caseiro 40
Iogurte natural e skyr proteico 42
Caldo de legumes 44
Molho de tomate sem açúcar 46
Leites vegetais 48
Fermento para bolo 50

CAFÉ DA MANHÃ QUE SATISFAZ
Aveia assada com pera 54
Pão de sementes funcional 56
Farofa doce 58
Panqueca funcional 60
Mexidinho de tofu 62
Torrada com avocado e cogumelos salteados 64
Panqueca de coco fácil 66
Café da manhã poderoso 68
Açaí energético na tigela 70
Muesli de aveia em 3 sabores 72
Pãozinho de aveia na frigideira 74
Granola prática caseira 76

SALADAS E SOPAS LEVES
Legumes à provençal 80
Salada de brócolis 82
Vinagrete de manga 84
Tabule de couve-flor 86
Rolinhos de berinjela com cogumelos 88

Sopa verde emagrecedora 90
Vagem com missô e gengibre 92
Carpaccio de beterraba e palmito 94
Salada de feijão-fradinho 96
Salada mediterrânea com grão-de-bico 98
Sopa de cenoura com gengibre 100
Batata-doce assada com salsa verde 102
Molhos para saladas 104

ALMOÇO E JANTAR
Caftas com molho de iogurte 108
Peito de frango recheado com alho-poró 110
Espetinho de queijo coalho 112
Ovos rancheiros 114
Tacos low-carb 116
Pizza vapt-vupt 118
Bolinho de abobrinha fácil 120
Frango piri-piri com purê de batata-doce 122
Almôndegas recheadas ao molho de tomate 124
Pimentão recheado 126
    Recheio de quinoa 126
    Recheio de frango 126
Peixe com crosta de castanhas 128
Burguer de lentilhas 130
Omelete de forno com legumes 132
Quiche rústica 134
Feijoada vegetariana e couve refogada 136
Nhoque de abóbora sem glúten 138
Pesto genovês 140
Stir-fry de vegetais 142
Escondidinho de abóbora com legumes 144
Lasanha de frango com abobrinha 146
Sanduíche de frango 148
Wrap vegetariano 150
Faláfel prático 152

LANCHES E SNACKS SAUDÁVEIS

Barrinha de aveia (sem cozinhar) 156
Flapjack 158
Cookies de castanha-do-pará 160
Torta de palmito sem glúten 162
Bolo de cenoura com aveia 164
Bolo de banana invertido com especiarias 166
Bolo integral de maçã 168
Sequilhos de coco 170
Cookies de aveia e cacau 172
Parfait perfeito 174
Muffin integral com recheio de amendoim 176
Brownie low-carb 178

DOCES E BEBIDAS

Crème brûlée light 182
Banana caramelada com castanha-do-pará 184
Beijinho de damasco com limão 186
Cajutella 188
Brigadeiro de castanha-de-caju 190
Froyo com coulis de framboesa 192
Salada de frutas refrescante 194
Granita de melão com gengibre 196
Tortinha de limão 198
Limonada de hibisco 200
Suchá tropical para desinchar 202
Shakes saudáveis 204
Tônicos naturais 206
Infusão antiestresse 208
Bebidinha anti-inflamatória 210

**Acreditamos
nos livros**

Este livro foi composto em FranklinGothic URW e
Ohno Blazeface e impresso pela Gráfica Santa Marta
para a Editora Planeta do Brasil em junho de 2021.